James Hillman · Pan und die natürliche Angst

Die Deutsche Bibliothek - CIP-Einheitsaufnahme

Hillman, James:
Pan und die natürliche Angst : über die Notwendigkeit der Alpträume für die Seele / James Hillman. Aus dem Engl. von Trude Fein. - 2. Aufl. - Zürich : Schweizer Spiegel-Verl., 1995
(Raben-Reihe)
Einheitssacht.: An essay on Pan <dt.>
ISBN 3-7270-1209-9

James Hillman

Pan
und die natürliche Angst

Über die Notwendigkeit der Alpträume für die Seele

Aus dem Englischen von Trude Fein

Schweizer Spiegel Verlag

Raben-Reihe

Raben-Reihe im Schweizer Spiegel Verlag
Herausgeber: Allan Guggenbühl
Mitherausgeber: Christina Meyer, Elisabeth Rohner,
Martin Kunz

Titel der Originalausgabe:
An Essay on Pan

erschienen in

Pan and the Nightmare

zusammen mit «Ephialtes» von Wilhelm Heinrich Roscher

2. Auflage 1995

Herstellung: Rombach GmbH Druck- und Verlagshaus,
Freiburg i. Br.
Umschlag: Röbi Hess, Uster
ISBN 3-7270-1209-9

Sokrates: Geliebter Pan und all ihr anderen Götter, die ihr diesen Ort heimsucht, schenkt mir Schönheit im Inneren der Seele, auf daß der innere und der äußere Mensch eins werden.

(Plato, *Phädrus,* 279 B)

Wenn die wahre Bedeutung des Alptraums richtig erkannt würde, zunächst von der Wissenschaft und hierauf vom allgemeinen Publikum, würde das meiner Meinung nach Konsequenzen mit sich bringen, auf die mit Fug und Recht der Ausdruck «von großer Tragweite» angewendet werden könnte. Was hier auf dem Spiel steht, ist nichts Geringeres als der eigentliche Sinn der Religion selbst.

(Ernest Jones, *On the Nightmare,* 1931)

Inhaltsverzeichnis

Exkurs über die Rückkehr nach Griechenland

Es ist viel geschrieben worden, um «die Rückkehr nach Griechenland» vom ästhetischen, philosophischen und kulturellen Standpunkt aus zu rechtfertigen. Wo es um vergangenen Ruhm, um Vollkommenheit, Anmut, Geistesklarheit und auch um die Suche nach den «Ursprüngen» ging, haben wir alle dazu geneigt, nach Griechenland zu blicken, denn in Griechenland hat unsere Kultur begonnen. Hier aber wenden wir uns nach Griechenland, um psychologische Erkenntnis zu gewinnen. Wir möchten verstehen lernen, was dieses «Griechenland», das die Psyche so mächtig anzieht, denn eigentlich ist und was die Psyche dort findet.

Wenn die dominierende Vision, die eine Kulturperiode zusammenhält, rissig wird, zieht sich das Bewußtsein in frühere Behältnisse zurück, um Quellen des Überlebens zu finden, die auch Quellen des Wiederbelebens bilden. Die Kritiker, die in der «Rückkehr nach Griechenland» einen regressiven Todeswunsch, eine Flucht aus den Konflikten unserer Zeit in die Mythologien und Theorien einer Phantasiewelt sehen, haben recht. Doch der Blick zurück ermöglicht das Vorwärtsschreiten, denn er belebt die Phantasie des Kind-Archetyps, der *fons et origo* ist, der Augenblick hilfloser Schwäche wie auch der Entfaltung der Zukunft. «Renaissance» (Wiedergeburt) wäre ein sinnloses Wort ohne die stillschweigend darin enthaltene Auflösung, den Tod selbst, aus dem erst die Wiedergeburt erfolgt. Die Kritiker übersehen die Triftigkeit und Notwendigkeit der Regression. Sie übersehen auch die Notwendigkeit einer Regression, die insbesondere «griechisch» ist.

Unsere Kultur zeigt zwei einander ausschließende Wege der Regression. Sie werden Hellenismus und Hebraismus genannt und stellen die psychologische Alternative von Vielfältigkeit und Einheit dar. Wir sehen diese Alternative zu kritischen Zeitpunkten der westlichen Geschichte, zum Beispiel beim Zerfall des Römischen Reiches und der Bekehrung Konstantins zum Christentum (wie der Hebraismus damals umgetauft wurde). Wir sehen sie wieder zur Zeit der Renaissance und Reformation, als Südeuropa zum Hellenismus und Nordeuropa zum Hebraismus zurückkehrte.

Der Hebraismus bestätigt den Monotheismus des Ich-Bewußtseins aufs neue. Dieser Weg ist richtig, wenn das Bewußtsein einer Epoche oder eines Individuums spürt, daß sein Fortleben durch ein archetypisches Modell von Heroismus und Einheitlichkeit am besten gesichert erscheint. Das frühe Bild Christi wurde mit dem soldatischen Mithra und dem muskelstrotzenden Herkules verschmolzen, und die Bekehrung Konstantins, die letzten Endes die Zeitströmung gegen den klassischen Polytheismus wandte, wurde ihm von einer martialischen Vision angekündigt, bevor er sich zur Schlacht rüstete. Ebenso ist der Hebraismus der Reformation, ungeachtet seiner Toleranz gegen Protest, Mannigfaltigkeit und Spaltung, archetypisch von der Phantasie der geeinigten heroischen Kraft inspiriert; das Individuum wird als unteilbare Einheit einer bewaffneten Verantwortlichkeit angesehen, die gleichberechtigt vor Gott steht – die Ur-Begegnung. Heute wird der monozentrische Weg immer dann gewählt, wenn wir eine seelische Krise mit den Mitteln der Ich-Psychologie zu lösen suchen, wenn wir «reformieren» möchten.

Die Psyche in der Krise hat natürlich andere Phantasien. Die vielfachen Wege des Hellenismus, der eine des Hebraismus, sind nicht die einzigen Auswege aus dem pathologischen Dilemma der Psyche. Es gibt die Flucht in die futuristische Fiktion und ihre Technologie, den Zug nach dem Osten und ins Innere, die Rückkehr zum Primitiven und Natürlichen, den Aufflug in die Höhen der Transzendenz und aus dieser Welt hinaus … Aber diese Alternativen sind weniger glaubwürdig. Sie sind vereinfachend, sie vernachlässigen unsere Geschichte und den Halt, den ihre Bilder über uns haben. Sie legen uns nahe, der Klemme zu entfliehen, anstatt sie mit einem kulturellen Hintergrund und einer differenzierten Struktur auszustatten und zu vertiefen.

Science fiction und die Fiktionen der Wissenschaft sowie die Lehren amerikanischer, indischer und orientalischer Gurus, wie glanzvoll und weise sie auch allesamt sein mögen, vermögen uns nicht an die Bilder unserer westlichen Geschichte, die Bilder, die tatsächlich in unserer Seele wirken, zu erinnern. Indem sie unsere traditionelle Bildersprache umgehen, schneiden sie uns noch radikaler davon ab. Dann wirkt die Alternative zwischen Hebraismus und Hellenismus als Verdrängung und verschärft dadurch noch die Seelenlosigkeit, der die Bilder abhelfen könnten. Dem Hebraismus gelingt es nicht, das gegenwärtige Dilemma zu lösen, weil er einfach zu fest gegründet ist und zu sehr mit dem gängigen Weltbild übereinstimmt: der Reisende findet in jeder Schlafkammer eine Bibel vor, obwohl ihm mit einer Odyssee besser gedient wäre. In der bewußten Tradition unseres Ich finden wir keine Erneuerung, nur ein immer stärkeres Verdorren eines monozentrischen Geistes, der sein Universum mit Predigten, die Schuldgefühle wecken, zusammenhalten möchte. Hingegen bringt der Hellenismus die Tradition der unbewußten Imagination mit; die polytheistische Komplexität der Griechen entspricht unserer komplizierten, unbekannten psychischen Situation. Der Hellenismus wirkt belebend, weil er der ganzen Reihe von Bildern, Gefühlen und besonderen Moralbegriffen, die unser eigentliches psychisches Wesen bilden, mehr Raum und einen andersartigen Segen bietet. Wenn man sie nicht von vornherein als Übel betrachtet, brauchen sie gar keine Erlösung vom Übel.

Wenn wir in unserem Zerfall nicht imstande sind, all unsere Splitter in einer monotheistischen Ich-Psychologie zu vereinen, wenn wir uns mit dem progressiven Zukunftsglauben oder dem Zurück-zur-Natur-Primitivismus, der einst so gut gewirkt hat, selbst nicht mehr zu täuschen vermögen, wenn wir eine Komplexität brauchen, die unserem Intellektualismus entspricht, dann wenden wir uns Griechenland zu. «Wir kennen keine andere Mythologie – hochentwickelt oder primitiv, antik oder modern – von der gleichen Komplexität und Systematik wie die griechische.» (G. S. Kirk, *Myth, Its Meaning and Function in Ancien and Other Cultures,* Cambridge, Eng. and Berkeley Calif. 1970, S. 205.) Griechenland bietet das polyzentrische Modell eines Polytheismus, wie ihn keine andere Kultur in so reicher Fülle und Ordnung hervorgebracht hat (Van der Leeuw, *Religion in Essence* I, § 19, 4) und ist dadurch imstande, das Chaos von sekundären Persönlichkeiten und autonomen Impulsen eines Gebietes, einer Periode oder eines Individuums in Schach zu halten. Diese phantastische Vielfältigkeit bietet der Psyche mannigfache Phantasien zur Spiegelung ihrer zahlreichen Möglichkeiten.

Ihre mythische, polyzentrische Herkunft steckt überall hinter und innerhalb der griechischen Kultur, auf künstlerischem, geistigem und praktischem Gebiet. Aus dieser psychischen Bilderwelt stammte «die Glorie, die Griechenland hieß». Dieser mythische Ursprung war vielleicht weniger streng an rituelle und eigentlich religiöse Kulthandlungen gebunden als die Mythologien anderer hoher Kulturen. Mit anderen Worten, der griechische Mythos dient weniger spezifisch als Religion und mehr allgemein als Psychologie; er wirkt in der Seele als Anreiz und differenziertes Gefäß für die außerordentliche psychische Fülle der antiken griechischen Welt.

Doch das «Griechenland», dem wir uns zuwenden, ist nicht wörtlich zu nehmen; es umschließt alle Perioden, von der minoischen zur hellenistischen, alle Orte, von Kleinasien bis Sizilien. Dieses «Griechenland» entspricht einer historischen und geographischen *psychischen* Region, einem Phantasie- oder Sagen-Griechenland, einem inneren geistigen Griechentum, das nur von fern mit der tatsächlichen Geographie und tatsächlichen Geschichte verknüpft ist, so daß diese entwertet erscheinen. «... bis zum Zeitalter der Romantik war Griechenland nichts weiter als ein Museum, bewohnt von einem Volk, das jenseits der Verachtung stand.» (Roberto Weiss, The Renaissance Discovery of Classical Antiquity, Oxford, Blackwell, 1969, S. 140.)

Petrarca, der im vierzehnten Jahrhundert mehr als jeder andere für die Wiederbelebung der antiken Literatur tat, konnte nicht Griechisch lesen. Winckelmann, der im achtzehnten Jahrhundert mehr als jeder andere für die Wiederbelebung der Klassik tat und die moderne Griechenland-Anbetung erfand, setzte nie einen Fuß auf griechischen Boden und hat vielleicht nie eine bedeutendere griechische Skulptur im Original gesehen. Weder Racine kam hin, noch Goethe, Hölderlin, Hegel, Heine, Keats oder sogar Nietzsche. Dennoch bauten sie alle in ihren Werken «Griechenland» wieder auf. Byron ist die absurde – und unselige – Ausnahme. Griechische Sprache und Literatur waren natürlich während all dieser Jahrhunderte bekannt, Sokrates wurde verehrt, Skulptur, Architektur und Metrum nachgeahmt, aber ins empirische Griechenland reisten nur wenige, und selten bemühte sich einer, auf die griechischen Originaltexte zurückzugreifen. Es war «das gefühlsgeladene Bild von Griechenland», das die Menschen bannte. (J. M. Osborn, *Travel Literature and the Rise of Neo-Hellenism in England,* Bull. N. Y. Libr. 67, 1963.) Und dieses Bild bewahrte seine emotionelle Ladung mit Hilfe einer *fortdauernden Masse von Mythen* (die «griechischen Mythen» und die Metapher «Griechenland»), die von der nach-hellenischen Zeit bis zum heutigen Tag im menschlichen Bewußtsein fortbesteht.

«Griechenland» lebt eher als inneres Bild denn als Landschaft fort, als eine Metapher für das imaginäre Reich, in das die Archetypen als Götter gestellt sind. Wir können darum alle mythischen Dokumente und Fragmente, welche die Antike uns hinterlassen hat, auch als Berichte und Zeugnisse über das Imaginäre lesen. Die Archäologie wird zur Archetypologie; sie weist weniger auf die wirkliche Geschichte als auf die ewigen Aktualitäten der Phantasie hin. Sie spricht uns von dem, was *jetzt* in der psychischen Realität vor sich geht.

Die Rückkehr nach Griechenland führt weder in ein historisches Zeitalter der Vergangenheit noch in ein imaginäres Zeitalter, ein utopisches goldenes Zeitalter, das einst gewesen ist oder noch kommen könnte. Dafür bietet «Griechenland» uns die Gelegenheit, unsere Seelen und unsere Psychologie eher mit Hilfe von imaginären Orten und Personen als von historischen Daten und Leuten, mehr im Raum als in der Tat, zu revidieren. Wir vertauschen Zeitdenken und Geschichtlichkeit gegen eine imaginäre Region, ein Archipel der unterschiedlichsten Ortschaften, *wo* die Götter *sind* und nicht, *wann* sie waren oder sein werden.

Zwischen Griechenland als Tatsache und als Phantasie kann es Streit geben, da die historische und die literarische Gelehrsamkeit jeweils ihr Griechenland wörtlich nimmt, wobei jede neue Generation stolz darauf ist, die phantasievolle Deutung der Tatsachen, die von der vorangegangenen Generation erarbeitet wurde, zu durchschauen. Man kann sogar sagen, daß das innere Griechenland der Imagination die Anschauungen der klassischen Wissenschaft beeinflußt – das Gebiet ist so tief im Verschütteten, Zertrümmerten, im Übriggebliebenen, in unbekannten Wurzeln und Ursprüngen, in Mythen und Göttern versunken, daß es bei der Anordnung und Auslegung der «Tatsachen» besonders leicht von den Archetypen beeinflußt wird. Die Götter scheinen ihre Kämpfe gerade auf diesem Gebiet auszutragen, und dank dieser archetypischen Leidenschaft werden die toten Sprachen, die es schwer haben, ihre Wichtigkeit für die heutige Zeit rational zu beweisen, wegen ihrer Bedeutsamkeit für die Imagination von der Psyche selbst lebendig gehalten.

Wir kehren nach Griechenland zurück, um die Archetypen unseres Geistes und unserer Kultur wiederzuentdecken. Die Phantasie kehrt dorthin zurück, um archetypisch zu werden. Indem sie ins Mythische, in das Nichttatsächliche, Nichthistorische zurücktritt, vermag die Seele ihre wirklichen historischen Nöte von einem anderen strategischen Punkt aus zu betrachten. Griechenland wird zum vielfältigen Vergrößerungsspiegel, in dem die Psyche ihre Personen und Vorgänge in Konfigurationen erkennen kann, die überlebensgroß sind, aber auf das Leben unserer sekundären Persönlichkeit einwirken.*

* Dieses Kapitel erschien in Re-Visioning Psychology, New York 1975.

Roscher. Leben, Werk und Beitrag zur Psychologie

Wilhelm Heinrich Roscher, dessen Monographie: «Ephialtes, eine pathologisch-mythologische Abhandlung über die Alpträume und Alpdämonen des klassischen Altertums» den Anlaß zu meiner nachfolgenden Schrift bildet, war der Sohn des bekannten deutschen Nationalökonomen, Wilhelm R. Roscher, dem in den biographischen Nachschlagewerken mehr Platz zugestanden wird als seinem Sohn. Roscher senior gehörte zu den Begründern der historischen Schule der Volkswirtschaft, die bei der Entwicklung des modernen Deutschen Reiches Bismarckscher Prägung eine gewisse Rolle spielte. Sein Sohn, Wilhelm Heinrich Roscher, mit dem wir es hier zu tun haben, wurde am 12. Februar 1845 in Göttingen geboren. Drei Jahre später übersiedelte die Familie nach Leipzig, wo er das Nikolai-Gymnasium und später die St. Afra-Schule bei Meißen besuchte. Er studierte klassische Philologie, zunächst drei Semester lang in Göttingen und hernach wieder in Leipzig, wo er im Jahr 1869 seinen Doktor machte.

In der zweiten Hälfte des neunzehnten Jahrhunderts bildete Leipzig einen der Brennpunkte deutscher wissenschaftlicher und kultureller Aktivität. Seine Bedeutung lag nicht nur in seiner wirtschaftlichen Expansion, es entwickelte sich auch zum Zentrum des deutschen Buchhandels- und Verlagswesens sowie zum Schauplatz neuer architektonischer Leistungen, darunter das berühmte Kunstmuseum. Robert Schumann und Richard Wagner hatten, wie später Pawlow, in Leipzig studiert. Theodor Mommsen lehrte an der Universität. An der medizinischen Fakultät wirkten His als Anatom, Flechsig als Gehirnforscher, Strümpell als Neurologe, und Wunderlich, einer der Erneuerer der deutschen Medizin, dem wir unter anderem die Grundlagen der klinischen Thermometrie verdanken. Ostwalds Arbeiten auf dem Gebiet der physikalischen Chemie entstanden in Leipzig, wo auch Fechner sein Laboratorium leitete. Man kann sagen, daß die Psychophysik mit Fechner begann, wie die experimentelle Psychologie mit Wundt; dieser gründete sein Institut, das bald zum Mekka der in Amerika ausgebildeten Psychologen wurde, 1878 in Leipzig.

Dieses Leipzig bildete also den Hintergrund von Roschers Jugend- und Mannesjahren, hier wirkte er selber als bahnbrechender Forscher und unermüdlicher Datensammler im Stil der zeitgenössischen Gelehrsamkeit. Erst heute vermögen wir zu erkennen, daß seine wissenschaftlichen Leistungen denen seiner naturwissenschaftlichen Kollegen in nichts nachstehen. Kein anderer Philologe kann sich rühmen, eine solche Menge von mythischem und religiösem Material der Antike an einem Ort zusammengetragen zu haben, womit erst die Grundlage für das wissenschaftliche Studium von Mythen und Symbolen geschaffen wurde.

Zu seinen Leipziger Studienkollegen gehörten Friedrich Nietzsche und Erwin Rohde, der uns vielleicht am ehesten durch sein Werk «Psyche oder der Seelenkult» bekannt ist. Mit ihnen gründete Roscher den «Philologischen Verein». Roscher und Rohde reisten zusammen nach Italien, und 1873/74 besuchte Roscher Griechenland und Kleinasien. 1876 heiratete er Eveline Koller, die laut dem Nachruf der «Neuen Zürcher Zeitung» (2. Morgenblatt vom 20. März 1923) eine Schweizerin aus Herisau war. Der Ehe entstammten drei Kinder. Roschers einziger Sohn (ebenfalls ein Wilhelm) und ein Schwiegersohn kämpften im Ersten Weltkrieg, 1914–18, an der Westfront, und Roscher fand in seiner Forschungsarbeit Ablenkung von den Sorgen um die beiden und um den Krieg, den sein Vater längst vorausgesagt hatte. Roscher war, nach allem was wir von ihm hören, von ruhiger, zurückhaltender Wesensart und pflegte bis ins höchste Alter täglich, solange es hell war, an seinem Schreibtisch zu sitzen.

Beruflich arbeitete Roscher als Gymnasiallehrer. Seine wissenschaftliche Tätigkeit aber weihte er zum größten Teil einem wahrhaft gewaltigen Werk mit dem Titel «Ausführliches Lexikon der griechischen und römischen Mythologie». Der erste Band erschien im Jahr 1884, und bei Roschers Tod, im Jahr 1923, war das Ganze bis zum Buchstaben T vollendet.

Jeder der acht Bände enthält etwa sechzehnhundert Spalten in kleinstem Druck; neu gesetzt würde das heute mindestens zwölftausend Seiten ergeben. Dabei sind die einzelnen Artikel – die nicht alle von Roscher selbst verfaßt, aber ausnahmslos unter seiner strengen Aufsicht entstanden sind – in einem sozusagen stenographischen Stil voller Abkürzungen und Zusammenziehungen geschrieben. Das «Lexikon» umfaßt nicht nur den vollzähligen Korpus der klassischen Autoren, sondern berücksichtigt auch die spätere Literatur, zieht Vergleiche, liefert Kommentare und ist obendrein reich illustriert, denn Roscher war mit der Kunst und Architektur sowie dem archäologischen Anschauungsmaterial seines Fachs aufs beste vertraut. Sein Lexikon ist heute noch ein grundlegendes, nützliches Werk. Nach seinem Tode von anderen Händen vollendet, wurde es kürzlich bei Olms in Hildesheim als photomechanische Reproduktion in zehn Bänden neu aufgelegt und liefert immer noch den Stoff für zahllose mythologische Artikel, wie es auch in jedem ernsthaften einschlägigen Werk zum eisernen Bestand der Fußnoten gehört. Die meisten von Roschers früheren und gleichzeitig mit dem Lexikon entstandenen Studien, wie «Apollon und Mars» (1873), «Juno und Hera» (1875), «Hermes der Windgott» (1878), «Die Gorgone und Verwandtes» (1879), «Nektar und Ambrosia» (1878), «Selene und Verwandtes» (1890) wie auch alle seine Arbeiten über Pan wurden in das «Lexikon» integriert.

Wie schon der Titel andeutet, interessierte sich Roscher vor allem für die vergleichende Mythologie und ging damit in seinen späteren Werken über die griechischen und römischen Quellen hinaus. So sehen wir zum Beispiel, daß er sich in seiner Abhandlung über den Alptraum byzantinischen Arbeiten sowie modernen psychologischen Studien über Schlaf und Traum zuwendet und auch Material aus anderen, nordeuropäischen und asiatischen Mythologien und Volksbräuchen heranzieht. 1897 untersuchte er die Rolle von Hund und Wolf in der Eschatologie der Griechen, um einen Zusammenhang zwischen den religiösen Ideen, die man sich in der Antike von diesen Tieren machte und dem Problemkreis von Werwolf, Hundemensch und Wolfsmensch zu entdecken. Er veröffentlichte einige Arbeiten über dieses Thema, bevor er im Jahr 1900, im Alter von fünfundfünzig Jahren, seine Monographie über den Alptraum vollendete. Später fesselten ihn noch abstraktere Themen: die Rolle der Zahl in der griechischen Medizin, die Bedeutung der Zahlen sieben, neun und vierzig, das Konzept eines imaginären Mittelpunkts, des Omphalos oder Weltnabels, das in griechischen, römischen und semitischen Sagen immer wieder auftaucht. Über alle diese Themen schrieb er gleichfalls. Wir können in seinen Arbeiten ein biographisches Muster entdecken: sie bewegen sich vom Studium der einzelnen Götter als archetypische Personifizierung über das umfassendere Interesse an den furchteinflößenderen psychologischen Mächten (Alptraum, Sexualität, Werwolf, Lykanthropie) zu Gegenständen, die typisch sind für das Bewußtsein des *senex*, wenn Saturn regiert – wie zum Beispiel die Zahl oder die Idee des Mittelpunkts.

Roscher war jedoch mehr als ein Sammler und Enzyklopädist. Was seinen Geist fesselte, waren die ungewöhnlicheren, über das Historische und Philologische hinausgehenden Aspekte eines Themas. Seine Wissenschaftlichkeit war in gewissem Maß von den romantischen Strömungen berührt, die sich im Rationalismus des späten neunzehnten Jahrhunderts bemerkbar machten, ihn durchwärmten und darin ganz erstaunliche neue Erscheinungen ins Leben riefen, von denen die bedeutsamste die Psychologie des Unbewußten werden sollte. Roschers mythologische Arbeiten gehören nicht minder zu den Quellen der Tiefenpsychologie als die Werke von Tylor, Frazer und anderen frühen Anthropologen, als die Beiträge der Brüder Grimm und der Folklore-Spezialisten oder weiterhin, auf einem anderen Gebiet, die medizinische Forschung von Roschers Zeitgenossen Charcot, Bernheim und Freud. Ob es nun die systematische Analyse der hysterischen Bewußtseinsspaltung war, durch welche die Grundtiefen des rationalen Geistes erhellt werden sollten, ob die Denkweise primitiver Völker oder die Erforschung früher Religionen mittels linguistischer, mythologischer oder archäologischer Methoden – alles gipfelte in dem, was wir heute die Psychologie des Unbewußten nennen. Jungs Konzept der Archetypen stützt sich auf das Beweismaterial, das von diesen ganz verschiedenen Disziplinen zusammengetragen wurde.

Wenn wir nur eine der vielfach verschlungenen Wurzeln von Jungs

Werk betrachten, zum Beispiel Freud oder Bleuler oder die Basis in den Wundt'schen Assoziationsexperimenten, das früh auftauchende Interesse für Parapsychologie und Okkultismus oder die Probleme der christlichen Theologie und ihrer Irrlehren (Alchimie), werden uns wahrscheinlich viele andere Aspekte des Ursprungs der modernen Tiefenpsychologie entgehen. Da überdies die moderne Tiefenpsychologie mit Hilfe der zu Ende des neunzehnten Jahrhunderts neu auftauchenden Disziplinen (Psychiatrie, Anthropologie und Folklore, Spiritismus, vergleichende Religionsgeschichte und Mythologie) entstand, müssen wir die Geschichte all dieser Wissenschaften auch vom *psychologischen Standpunkt* aus studieren. In ihren Hypothesen und Erkenntnissen beschrieben sie ja nicht bloß den Stoff ihres jeweiligen Spezialgebiets – sie sprachen ebenso deutlich von dem, was bald die Psychologie des Unbewußten genannt werden sollte.

Die Arbeiten dieser Pioniere liefern also nicht nur den historischen Hintergrund für ihre modernen Nachkommen auf dem Gebiet der «wissenschaftlichen» Psychiatrie, Anthropologie und Mythologie, sie enthalten außerdem ein psychologisches Ferment, das viele ihrer Theorien in geradezu grotesker Weise weit über das hinaus aufbläht, was man heute als «Tatsachen» akzeptieren würde. Wir dürfen es darum Roscher nicht verargen, wenn er seine Netze allzuweit auswirft und darin manchmal recht komische Fische ans Licht zieht. Die klassische Forschung unseres Jahrhunderts hat an der Gelehrsamkeit unserer Großväter strenge Kritik geübt, ihre Methoden und ihr Beweismaterial in Frage gestellt, ihre Schlußfolgerungen angezweifelt und, was noch schlimmer ist, ihr ehrgeiziges Streben verlacht. Die moderne akademische Wissenschaft mißbilligt Roschers Ziele und Mutmaßungen und tadelt insbesondere die vergleichende Motivforschung, welch letztere einen wesentlichen Grundsatz der Tiefenpsychologie bildet und von Roheim bis Neumann bei allen tiefenpsychologischen Untersuchungen als wesentliche Methode angewendet wird. Die Akademiker bestehen auf ihren Ressorts: Ein Mythos oder ein Motiv soll in seinem eigenen historischen, kulturellen, textkritischen, linguistischen, naturwissenschaftlichen, formalen, soziologischen oder was man sonst noch will Kontext studiert werden, aber wehe dem, der ein bestimmtes mythisches Motiv, eine bestimmte Figur, mit jenen einer anderen Periode, Landschaft oder Kultur zu vergleichen oder einem Mythos, einem Motiv, einer Gestalt primäre Bedeutung für die menschliche Psyche und ihre Vorstellungswelt zuzusprechen wagt.

Für die Tiefenpsychologie sind jedoch die Themen und Gestalten der Mythologie kein bloßer Wissensstoff. Sie sind lebendige Wirklichkeiten des Menschen und existieren neben oder vielleicht sogar vor ihrer historischen oder geographischen Manifestation als psychische *Realität.* Die Tiefenpsychologie wendet sich an die Mythologie, nicht so sehr um etwas über andere Menschen in der Vergangenheit zu erfahren, als um uns selber in der Gegenwart besser zu verstehen. Roschers Untersuchung über den antiken Pan im Zusammenhang mit dem zeitgenössischen Alptraum ist just so ein Fall.

Die akademische Methode, den Mythos nach Fachgebieten abzuhandeln, führt zu einer bedrohlichen Überfülle von Theorien über den Mythos und zu verschiedentlichen trügerischen Erklärungen. Jeder von uns hat dergleichen reichlich kennengelernt. Heute ist es kaum möglich, einen Mythos erzählt zu bekommen, ohne daß einem im gleichen Atemzug auch schon seine Auslegung mitgeliefert wird. Den ersten Rang unter diesen scheinbaren Erklärungen nimmt die Simplifizierung ein.

Die Komplexität eines Mythems oder einer ihm angehörenden Gestalt wird als Bericht über einen sozialen, ökonomischen oder historischen Vorgang oder aber als prärationales Zeugnis für irgendeine philosophische Behauptung oder moralische Belehrung präsentiert. Mythen werden als metaphorische (und primitive) Darstellungen der Naturwissenschaft, Metaphysik, Psychopathologie oder Religion betrachtet. Aber vor jeder derartigen Auslegung seines Sinnes steht der Mythos selbst und seine unmittelbare Auswirkung im Raum der menschlichen Seele, die ja erstens den Mythos geschaffen und ihn zweitens mit immer neuen Verschönerungen fortgesponnen hat – und die seine Themen in ihrer Phantasie, ihrem Verhalten, ihrer Gedankenstruktur immer noch weiterträumt. Da die Psyche also sowohl die ursprüngliche Quelle als auch den ständig lebendigen Kontext des Mythos liefert, müssen wir in erster Linie psychologisch an ihn herangehen. Hier jedoch bedeutet psychologische Annäherung nicht einfach einen simplifizierten Austausch, ein Umwechseln von exotischen Metaphern in die alltägliche Währung vertrauter Begriffe, eine Verkleinerung des Großen zum bequemen praktischen Gebrauch.

Psychologische Annäherung, wie ich sie verstehe, bedeutet nicht psychologische Interpretation. Es bedeutet nicht die Transferierung des Mythos in das Ressort der Psychologie oder in ein tiefenpsychologisches System und somit die Auslösung einer neuen Serie von psychologischen Reduktionen, die in ihrer Borniertheit den (in technischen Dünkel getarnten) Simplifikationen der anderen Ressorts, die ich ja eben anfechten möchte, aufs Haar gleichen. Der Mythos gehört eher der Theorie als der Pragmatik an; sein Verständnis ist Sache der Exegese und der Hermeneutik, nicht der Interpretation.

Psychologische Annäherung bedeutet, was schon das Wort sagt: einen Weg, der durch die Psyche in den Mythos führt, eine Verbindung mit dem Mythos, die über die Seele zustandekommt und ihre bizarre Phantasie sowie ihr Leiden (Psychopathologie) ausdrücklich mit einschließt, ein Entfalten und Überführen aus der Seele in die mythische Bedeutung und umgekehrt. Denn nur wenn die Psyche erfaßt, daß sie selbst die Mytheme aufführt, kann sie den Mythos «verstehen», so daß die psychologische Exegese des Mythos mit der Exegese der eigenen Seele beginnt; und von der anderen Seite gesehen: nur wenn der Mythos in die Seele zurückgeführt wird, nur wenn der Mythos *psychologische Bedeutung* erlangt, wird er zur lebendigen, lebensnotwendigen Realität, statt ein literarischer, philosophischer oder religiöser Kunstgriff zu bleiben. Die Wissenschaftlichkeit gehört als Teil der psychologischen Annäherung mit in diesen Prozeß; wie anders könnte man sich der mythischen Realität nähern, als durch Versenkung in ihr Gebiet, in die Zusammenhänge, die sie hervorbringen, in die Bildersprache, die sie im Lauf ihrer Geschichte gezeitigt hat. Doch in der psychologischen Annäherung wird die Wissenschaftlichkeit eher zu einer Methode der Seelengestaltung als vor allem zu einer Methode der Erkenntnis. Für die therapeutische Wiederbelebung der

Psyche und die Wiedergeburt des Mythos – zwei untrennbare Prozesse, die vielleicht nur einer sind – ist die psychologische Einsicht in das, was wir wissen, ebenso wichtig wie das Wissen selbst.

Der Wert der Wissenschaftlichkeit ist somit nicht nur nach dem zu beurteilen, was sie für den Intellekt, sondern auch was sie für die Imagination leistet. Das sollte man nicht vergessen, wenn man Roscher liest. Im Idealfall sollten die zwei Arten der Leistung einander ergänzen, doch die modernen klassischen Philologen sehen die überschwenglichen Phantasien ihrer Vorgänger oft als intellektuelle Fehler an. Sie merken nicht, daß sie ins andere Extrem verfallen; die Dürftigkeit ihrer Phantasie, die psychologische Simplistik, die Trockenheit, die sie bei all ihrer intellektuellen Meisterschaft an den Tag legen, stellen ebenso schwerwiegende Mängel der Vorstellungskraft dar. Wenn das der Fall ist, sollten wir Leser uns aber nicht von schulmeisterlichen Büchern abwenden, sondern sie richtig lesen lernen: nämlich als einen Teil der psychologischen Annäherung, indem wir sowohl die Auswirkung der verstandesmäßigen Daten auf die Imagination erfahren als auch die imaginative Phantasie zur Kenntnis nehmen, mit welcher der Autor die verstandesmäßigen Daten anordnet und dadurch stillschweigend interpretiert. Wer auch immer sich mit dem Mythos befaßt und wie phantasielos seine Einstellung sein mag – die Welt der Imagination ist angerufen, und ihr Echo klingt zurück. Wir können den Mythos nicht berühren, ohne daß er uns berührt.

Doch auch wenn wir das spekulative Wesen der Gelehrsamkeit zu Ende des neunzehnten Jahrhunderts tadeln und ihr eine Abenteuerlichkeit vorwerfen, zu der sich der heute herrschende blasierte, skeptische und vielleicht auch zynische Geist kaum erkühnen würde, sollten wir nicht vergessen, daß alle diese Psychiater, Archäologen, Ethnologen und Mythographen von einer gewaltigen Leidenschaft getragen wurden. Sie waren nicht bloß Arbeiter, und was sie antrieb, war nicht bloß die Besessenheit, zu Wissen zu gelangen und durch das Wissen zu Autorität und schließlich zu Ruhm und Macht. Etwas anderes scheint durch diese Männer in unser Zeitalter eingebrochen zu sein, eine neue Vision, eine essentielle Frage nach dem Wesen der menschlichen Tiefen.

Oder waren sie auf der Suche nach den verlorenen Göttern? Vielleicht deutete der Zauber, den die unbekannten Tiefen auf sie ausübten, auf etwas Entfernteres hin als den weltlichen Humanismus ihres Strebens, vielleicht reichte dieses Gefühl in die unpersönlichen, unmenschlichen Dimensionen der Seele, wo immer noch heidnische, mythische Gestalten webten und ihre Anbeter heranlockten, wenn auch im akademischen Talar der objektiven Wissenschaft. Die Psychologie darf die Berichte der Wissenschaftler nicht ganz für bare Münze nehmen; wir sehen ihre Entdeckerleidenschaft als etwas Archetypisches an. Ähnlich den Alchimisten, den Forschungsreisenden und den Kreuzfahrern früherer Jahrhunderte, die ihre Tätigkeit und ihre Ziele ebenfalls wörtlich nahmen, weihten sich die Gelehrten des neunzehnten Jahrhunderts nicht bloß der «wissenschaftlichen Forschung» sondern darüber hinaus der psychologischen Suche nach einem neuen Gebiet der «Tiefe».

Diese Tiefe projizierten sie, wie wir heute sagen würden, in die fernste Vergangenheit, in die Mythologie, in fremdartige dunkle Volksstämme und exotische Sitten, in primitive Menschen und ihr Brauchtum, in Geisteskranke. Die gründliche Erforschung jedes dieser Wissensgebiete ist gleichzeitig eine gründliche Erforschung der menschlichen Persönlichkeit in ihren dunkelsten Bereichen, wo sie mit dem unpersönlichen Ursprung des Lebens auf seiner «primitiven» Stufe, mit der Kindheit von Denken und Sprache, von Mensch und Gesellschaft verschmilzt. Vielleicht sollte Roschers wissenschaftliche Gründlichkeit – genau wie die Gründlichkeit von Frazer, Cook oder Kraepelin bei ihren psychiatrischen Untersuchungen – eher als ein übermächtiger Drang angesehen werden, die Tiefen des Menschen auszuloten und das sogenannte Unbewußte zu vermessen und einzuzeichnen. Wie Evans auf Kreta und Schliemann in Troja, wurden sie von den Phantastereien ihrer persönlichen Einbildungskraft zur Wiederentdeckung einer bildhaften Welt getrieben. Wenn diese überragenden professoralen Gestalten des ausgehenden vorigen Jahrhunderts mit ihrer massiven schriftlichen Produktion, ihrem unersättlichen Arbeitseifer und ihrer Systematisierungswut sich auch noch so wissenschaftlich, nüchtern und schulmeisterlich gebärdeten, brachten sie in Wirklichkeit etwas ins westliche Bewußtsein zurück, was seit der Renaissance daraus verbannt gewesen war: das Bildhafte und die Macht, die es aufs Leben ausübt. Ihre Untersuchungen führten zu der Erkenntnis, daß der Mensch nicht nur ein westliches, modernes, weltliches, zivilisiertes, zurechnungsfähiges Wesen ist, sondern gleichermaßen primitiv, archaisch, mythisch, magisch und toll. Paradoxerweise bedienten sie sich der fortschrittlichsten rationalen Methoden, um die Realität des Irrationalen zu beweisen – oder was eben irrational genannt werden mußte, weil die positivistische, mechanistische, utilitaristische Einstellung des Jahrhunderts die Definition des Rationalen so stark hatte einschrumpfen lassen.

Wie die Psychiatrie jener Periode trotz (oder wegen) ihres Klassifizierungseifers keine neuen Heilungsmethoden für Geisteskranke entdeckte. vermochte auch die Geschichte der Religion, der Linguistik, der Anthropologie, des klassischen Altertums keineswegs die sterbenden Riten und Glaubensbekenntnisse anderer Kulturen zu neuem Leben zu erwecken oder die unsrigen zu verändern. Es kam aber doch zu einer Heilung, einem Wiedererwachen und Wiederaufbau des westlichen Bewußtseins, das sich infolge der Wiederentdeckung der bildhaften Funktion der Seele nicht länger mit seiner früheren einseitigen Struktur identifizieren konnte. Der Geist mit einem Ego als Mittelpunkt hatte sich aus seiner Vertäuung gelöst. Alles begann sich zu spalten, und als das Jahrhundert zu Ende ging, entdeckte die Psychiatrie die Schizophrenie. Ein neuer Relativismus brach sich Bahn; es gab andere Mythen als die Bibel, andere Götter als Christus, andere Völker als Weiße, und in jedem Individuum gab es andere Arten des Bewußtseins mit ihren unterschiedlichen Zielen und Werten.

Roscher hatte augenscheinlich nicht den Wunsch, diesen Zerfallsprozeß durch seine Arbeit zu beschleunigen. Ganz im Gegenteil. In seinem Vorwort zum dritten Band («Nabaiothes – Pasicharea») aus dem Jahr 1908 beklagt er «die Ungunst der gegenwärtigen Zeit» für ein Werk wie das «Lexikon». Rings um sich sah er «eine ständig wachsende Abwendung von allem, was bisher die Grundlage unserer höheren Bildung und Kultur gebildet hatte, nämlich das klassische Altertum, die Renaissance und die Klassiker der einheimischen Kunst und Literatur», in denen er «ein Bollwerk gegen den Abgrund der Barbarei» erblickte. Doch eines sah er nicht: wenn auch seine Methode vernünftig und geordnet war, der Stoff, mit dem er arbeitete, war der Olymp selbst, ja schlimmer noch, die gesamte Schar des antiken Polytheismus, dessen Wiederauferstehung sein Lebenswerk bildete. Über zweitausend Jahre lang hatte die jüdisch-christliche Denkensart ihren ganzen Willen auf die Unterdrückung der heidnischen Vergangenheit gerichtet – jetzt wurde sie von Roscher zum bequemen Gebrauch in ein Lexikon verpackt. Offenbar machte er sich nicht den geringsten Begriff von den möglichen Auswirkungen seiner Arbeit auf die Imagination. Wie ein weltabgewandter Naturwissenschaftler völlig unbekümmert mit den Ausgangselementen von spaltbaren Stoffen arbeitet, hat Roscher mit pedantischer Gewissenhaftigkeit das Material zusammengetragen (und einem jeden, der sich die Subskription leisten konnte, zugänglich gemacht), das dazu angetan war, eine für das Schicksal der Kultur nicht minder folgenschwere psychische Explosion auszulösen. Roschers frühe Verbindung mit Nietzsche erscheint jetzt nicht mehr als Zufall; sie gründeten mehr als einen Philologischen Verein.

Dennoch hat es seine Berechtigung, daß Roscher die Mythologie zur Verteidigung der Kultur einsetzte, wenn auch vielleicht nicht ganz so, wie er es meinte. Nicht um der klassischen Kenntnisse willen kehren wir zu den mythischen Wurzeln zurück, sondern wegen der psychologischen Realität, die ihren Kontext bildet. In dieser Realität spielt der Mythos eine überragende Rolle, und die polytheistische Phantasie, die Roscher so methodisch katalogisierte, erscheint genau so wichtig wie Vernunft und Gefühl. Die Verteidigung der Kultur beruht somit weniger auf der Festigung der rationalen Ordnung und auf der ausgedehnteren Herrschaft des menschlichen Gefühls, als auf der Erforschung und Vermessung des Imaginären. Wir müssen die archetypischen Substrukturen kennenlernen, die unsere Reaktionen lenken. Wir müssen die Götter und die Mythen, in die wir mitverwoben sind, erkennen. Ohne diese Bewußtheit wird unser Verhalten völlig mythisch und unser klares Denken eine Selbsttäuschung. Solange Christus der wirkende Mythos war, genügte es, seine Erscheinungsform und die des Teufels zu kennen. Unsere Reflexion bezog sich auf die christliche Struktur. Doch jetzt, da dieses einzelne Bewußtseinsmodell in die latent darunter ruhenden Grundmultipeln, die durch die Mythologie verkörpert werden, zerfallen ist, kommen wir nicht darum herum, unsere Verhaltensmuster, unsere Einstellung, unsere Phantasien im Licht der Mythologie zu betrachten.

Obwohl Roscher ein Zeitgenosse Freuds war (der elf Jahre später als er, im Jahr 1856 geboren wurde), unterscheidet sich sein Werk, wie das der anderen Pioniere, in einem bedeutsamen Punkt von dem der großen Psychologen Freud und Jung, die dank ihrer erstaunlichen Produktion, ihrer wissenschaftlichen Methodik, ihrem spekulativen Wagemut und ihrer Sorge um die Kultur zu der gleichen gelehrsamen Richtung gehören. Freud und Jung wußten, daß sie über sich selber schrieben, auch wenn sie von Moses und Hiob erzählten. Wäre Roscher fähig gewesen, Pan oder irgendeine der antiken Gestalten, die er so gewissenhaft bearbeitete, im gleichen Sinne als sein eigenes Problem zu empfinden? Eine derartige psychologische Identifizierung – und Distanzierung – war nicht einmal Nietzsche möglich, während die anderen anthropologisch, religionsgeschichtlich, psychopathologisch und mythologisch interessierten Zeitgenossen sich noch immer der Cartesianischen Täuschung hingaben, daß ihre Arbeit und ihre Psychologie nichts miteinander zu tun hätten. Sie stützten sich noch auf die Vorstellung von Subjekt und Objekt. Die Gelehrsamkeit bewahrt sich, ähnlich wie die Naturwissenschaft, ein legitimes psychologisches Interesse an der «objektiven Phantasie». Mit ihrer Hilfe können sich die Forscher noch immer dagegen schützen, durch ihre Untersuchungen etwas über sich selbst und nicht nur über ihren Wissensstoff zu erfahren.

Leider nahmen es die Pioniere mit der Kindheit von Denken und Sprache, von Mensch und Gesellschaft allzu wörtlich. Sie glaubten, daß die *tatsächliche* Kindheit des Menschen (Freud), der Sprache (Max Müller), der Kultur (bei primitiven Völkern oder im Altertum) den Schlüssel liefern würde. Sie mühten sich noch mit einer gewissen Vorstellung vom Ursprung der Arten ab und neigten dazu, das Kind, das Primitive, das Mythische und das Irrsinnige im wörtlichen Sinn miteinander auszutauschen. Dieser Austausch hat eine ungeheuerliche Konfusion in bezug auf das sogenannte primitive Denken, die Kindheit, den Wahnsinn und auch den Mythos erzeugt. Sie machten sich nicht genügend klar, daß ihre wissenschaftliche Tätigkeit auch psychologisch war und daß die Ursprünge und die Kindheit, die sie herauszuarbeiten suchten, gleichfalls psychologisch waren, nämlich «Kind» und «Ursprung» und «primitiv» als psychische Faktoren, die älter als der die Untersuchung veranstaltende, vernunftmäßige Intellekt und vielleicht sogar ihrem Wesen nach a priori sind. Sie nahmen an, daß sie ihre Objekte «dort draußen» an archäologischen Ausgrabungen, Irrenhauspatienten, klassischen Texten erforschten, während sie – beim Suchen nach dem «Ur-Kind» auf imaginärer Ebene oder nach der Psyche, deren mythische Wahrnehmungsweise die archetypischen Ursprünge innerhalb der Wissenschaft selbst liefert – gleichzeitig den Gegenstand «hier drinnen» studierten. So wirkten diese Forscher auf dem Höhepunkt ihrer wissenschaftlichen Gelehrsamkeit an deren Zusammenbruch. Denn die Kräfte der Imagination, zu denen ihre Untersuchungen hinführten (ob es sich nun um Anthropologie, Psychiatrie oder antike Religion handelte), stellten schließlich den rationalen, reifen, zivilisierten Menschen der Aufklärung, seine Methoden und sogar seinen Verstand in Frage. Roschers Abhandlung über *Ephialtes* gehört mit zu dem Prozeß, der das neunzehnte Jahrhundert unterminierte und dem irrationalen Menschen des zwanzigsten Jahrhunderts den Weg bahnte.*

* «Pan und die natürliche Angst» entwickelte sich aus der Einleitung zur englischen Übersetzung des «Ephialtes» von W. H. Roscher.

Der Traum im Jahr 1900

Roschers Monographie würde von Rechts wegen zu den Arbeiten über den Traum gehören, die Freud im ersten Abschnitt seiner revolutionären «Traumdeutung» so gewissenhaft aufzählt. Natürlich konnte sie dort nicht genannt werden, da Freuds Buch und Roschers Abhandlung im Abstand von wenigen Monaten erschienen. Um die Jahrhundertwende richteten viele Wissenschaftler außer Freud ihr Interesse auf den Traum. Das neunzehnte Jahrhundert zeitigte eine wahre Flut von Schriften über den Traum, insbesondere in Frankreich, Deutschland und sogar in den Vereinigten Staaten. Im allgemeinen zerfällt diese Literatur in drei Arten, die den drei damals geläufigen, ganz verschiedenen Einstellungen zum Traum entsprechen.

Die erste Auffassung war *materialistisch.* Sie hielt den Traum für die geistige Reaktion auf physiologische Vorgänge im Körper. Traumbilder waren die Übertragung von körperlichen Ereignissen ins Psychologische. Die Forschung suchte die physischen Ursprünge des Traums in Kälte-, Nässe- und ähnlichen Empfindungen, in unterschwelligen oder vergessenen Eindrücken, im Stickstoffgehalt der Luft, usw. In diesem Sinne untersuchte man die körperlichen Zustände des Träumers, um seine Traumbilder bestimmten somatischen Ereignissen zuzuordnen. Noch heute frönen wir häufig dieser Ansicht, wenn wir einen bestimmten Traum auf etwas, was wir gegessen haben, auf eine schwere Bettdecke oder einen aufregenden Fernsehfilm zurückführen. Wir frönen ihr auch auf einem höheren intellektuellen Niveau, wenn wir zum Beispiel voraussetzen, daß die physiologischen Korrelate des Traumzustandes (elektrische Kurven der Gehirntätigkeit, neuro-hormonale oder zirkulatorische Veränderungen) notwendige und ausreichende Vorbedingungen des Traumes sind.

Die zweite Anschauung war *rationalistisch.* Ihr zufolge hatte der Traum überhaupt keinen Sinn; er war nichts als eine Störung der Gehirnfunktionen, die im Schlaf gleichsam erschlafften und auseinanderfielen wie Mosaiksteinchen, sobald sie nicht mehr vom Bindemittel bewußter Willenskraft und Assoziation zusammengehalten wurden. Der Traum war also dem Irrsinn verwandt, ein sinnloses Durcheinander von Bruchstükken, die nicht mehr, sondern weniger über den Träumer aussagten. Darum bildete er keinen geeigneten Gegenstand für ernsthafte Beobachtung, geschweige denn wissenschaftliche Untersuchung.

Die dritte, *romantische* Einstellung ist hauptsächlich in den Werken von Dichtern, Schriftstellern und Denkern mit einem Hang zur Mystik zu finden – zum Beispiel Novalis, Gerard de Nerval, Coleridge, Schubert, usw., wie es A. Béguin in seiner Abhandlung *L'Ame romantique et le rêve* (Paris, 1967) erläutert. Die romantische Auffassung spiegelt in poetischer und philosophischer Sprache die ältere religiöse Überzeugung des archaischen und des traditionellen Menschen wider, daß der Geist oder die Seele im Schlaf okkulten Mächten offensteht. Der Traum war ein Verbindungsweg zu den Göttern; im Schlaf wanderte die Psyche, erhielt Einblicke und Botschaften, konnte den Toten im Jenseits begegnen – so daß die Träume zu einer Quelle der Inspiration und Erkenntnis wurden und reale persönliche Bedeutung besaßen.

Eine der großen Leistungen Freuds bestand in der Verschmelzung dieser drei zeitgenössischen Auffassungen des Traumlebens in eine einzige brillante Theorie. In Übereinstimmung mit den Rationalisten vertrat er die Meinung, daß der Traum *prima facie* keinen Sinn ergäbe. So wie er sich offenbarte, wäre er tatsächlich ein kompletter Unsinn und wiese Anzeichen von Bewußtseinsspaltung, Verzerrungen und Verdichtungen auf, wie sie dem kranken Geist eigentümlich sind. Freud glaubte jedoch mit den Romantikern, der Traum könnte dechiffriert werden; er enthielte eine persönliche, für den Träumer sinnvolle Mitteilung und wäre die *via regia* in eine «andere Welt», die Welt des Unbewußten. Zum Teil akzeptierte Freud auch die Einstellung der Materialisten, denn er entdeckte den letzten Zweck des Traums in der Psychophysiologie des Schlafs (Schutzfunktion) und seine letzte Quelle in somatischen Reizen (sexuelle Spannung).

Dank ihrer umfassenden Eleganz eröffnete Freuds Theorie ganz neue Perspektiven, während sie andere, vor allem die experimentelle und die physiologische ausschloß. Während der ersten fünfzig Jahre nach Freud stammen fast alle Veröffentlichungen über den Traum von Psychoanalytikern. Die neuen Romantiker waren die berufsmäßigen Traumdeuter, während die Art Traumforschung, die vor Freud im psychologischen Laboratorium vorgenommen wurde, auf einen winzigen Bruchteil der Traumliteratur zusammenschmolz. Die *Traumdeutung* siegte über die *Traumforschung*. Heute tauchen die alternativen Auffassungen, die Freud vereinigt hatte, langsam wieder auf, und während die Freud'sche Theorie sich anscheinend im Niedergang befindet und das Mystische und das Materielle nicht mehr mit dem Bindemittel des Rationalen zusammenhält, sieht es aus, als wollte die Traumdeutung aus dem ärztlichen Sprechzimmer wieder ins Laboratorium zurückfinden. Vielleicht steht uns eine neue Synthese bevor, wie sie Freud im Jahr 1900 gelang, die imstande wäre, die üblichen Traumdeutungen als Manifestierung eines archetypischen Substrats der Persönlichkeit zusammenzuschweißen.

Roschers Abhandlung erscheint tatsächlich als eine Bewegung in diese Richtung, denn er verbindet Phantasie und physisches Erlebnis, Traum und körperliche Reaktionen, durch die Gestalt des Pan, die hinter beiden steht. Der Archetyp drückt sich als Verhaltensmuster (Panik und Alptraum) sowie als metaphorisches Modell (Ephialtes, Pan und sein Gefolge) aus. Mit anderen Worten: Roschers Arbeit erscheint auch als eine psychosomatische Untersuchungsmethode, die sich auf die Psychologie des Archetypischen gründet. Solche Untersuchungen geben (wie es auch Roscher tut) den Modellen der Imagination, wie sie von der Mythologie präzise beschrieben werden, den Vorrang.

So ist Roschers kleine Monographie, die bloß eine mythologische Studie zu sein scheint, insofern ein Parallelwerk zu Freuds «Traumdeutung», als sie einen anderen Zugang zum Traum aufzeigt als die von Freud beschriebene psychologische Traumarbeit. Roscher schürft tiefer, wenn er auch weniger offen Psychologie betreibt, da sein Zugang zu den Traumerlebnissen durch Pan führt und damit über die persönliche Psychodynamik hinausgeht. Pan kann keinem privaten Komplex des Individuums zugeordnet werden, er ist durch keinerlei psychologische Erklärung zu erfassen. Roschers Differenzen mit Laistner und mit der Auffassung, aus der schließlich die Freud'sche Traumtheorie wurde, mögen diesen Punkt deutlicher machen.

Roscher weicht mit seiner Einstellung zum Alptraum von Ludwig Laistners Arbeiten ab. Er kritisiert Laistner und entwickelt seine eigenen gegensätzlichen Ideen. Immerhin bezieht sich Ernest Jones, laut des Namensverzeichnisses seines Buches *On the Nightmare* (London, Hogarth, 1931), einunddreißigmal auf Laistner (fünfunddreißigmal auf Freud und nur dreimal auf Roscher). Obwohl einige Teile von Jones' Buch bereits 1910 und 1912 geschrieben wurden, hätte er reichlich Zeit gehabt, sich mit Roschers Studie über dasselbe Thema vertraut zu machen; Jones' betonte Bezugnahme auf Laistner und Roschers Abweichungen von Laistner weisen also auf zwei unterschiedliche Auffassungen vom Traum hin, die noch heute wirksam sind.

Laistner (geb. 3. November 1845, gest. 22. März 1896) studierte zunächst Theologie, wechselte dann aber zur Germanistik hinüber und redigierte in Stuttgart acht Ausgaben von Goethes Werken. Sein Interesse galt vor allem der deutschen Sage und der deutschen Grammatik. Er untersuchte Volksbräuche, Märchen, griechische und andere europäische Sagengestalten, darunter die «Mittagsfrauen» und andere Mittagsgeister. Seine Ideen über den Alptraum finden sich in seinem Buch «Das Rätsel der Sphinx. Grundlagen der Geschichte eines Mythos» (Berlin, 1889) in zwei Bänden. Es untersucht hauptsächlich die Beziehungen zwischen dem Traum einerseits und Märchen und Folklore andererseits. Jones schreibt über dieses Werk:

> «Er stellte darin die klinischen Symptome des Alptraumes fest und verfolgte ihre Spur mit außerordentlichem Scharfsinn durch eine sehr lange Reihe von Sagen hindurch. Zu dieser Zeit (1889) wußte man natürlich noch nichts von unbewußten Geistesschichten, so daß heut-

zutage der Wert des Buches hauptsächlich in seiner Kasuistik liegt. Laistners Arbeit wurde, teilweise wegen einiger philologischer Schwierigkeiten, von den Mythologen ungebührlich vernachlässigt, obzwar sie vielleicht als der ernsthafteste Versuch vor Freuds Auftreten gelten kann, die Mythologie auf eine naturalistisch verständliche Basis zu stellen.» (Jones, p. 73)

Es scheint, daß die eigentliche Differenz zwischen Roscher und Laistner in einer Gegensätzlichkeit besteht, die heute noch in der Psychologie zu finden ist, und zwar nicht nur, wo es um die Deutung des Alptraums geht. Roscher tadelt Laistner wegen seines – übrigens mißglückten – Versuchs, den Traum «und insbesondere den Alptraum zum hauptsächlichen, grundlegenden Prinzip aller Mythologie» zu erheben. Für Laistner, wie auch für Freud und Jones nach ihm, besteht eine psychologische, naturalistische Grundlage für Mythos und Religion. Laistner weist auf den erotischen Charakter dieser Träume hin, so wie Freud und Jones später alle Mythologie und Religion auf psychologische Mechanismen reduzieren können, die mit der Sexualität zusammenhängen. Im Gegensatz dazu ist Roscher in erster Linie Mythologe und nicht geneigt, das Mythische auf individuelle innere Vorgänge zu reduzieren.

Wenn er auch in die rationalistischen Trugschlüsse seiner Zeit verfällt, wenn er sich auch seiner eigenen assoziativen Denkweise nicht bewußt ist und – obwohl er nach Erklärungen sucht – nichts von seinem Zeitgenossen Dilthey und der Bedeutsamkeit der «Personifizierung» zu wissen scheint, würde Roscher wahrscheinlich viel eher zu einer Auffassung von Traum und Mythos hinneigen, wie sie in einem anderen Zeitalter und auf andere Art von Jung, Kerényi und Eliade vertreten wurde. Mythos und Religion lassen sich nicht auf Träume reduzieren, doch beide haben ihren Ursprung in etwas Überpersönlichem, in einer Realität, die nicht individuell menschlich, wenn auch menschlich im archetypischen Sinn ist. Mythos und Religion sind Lebens- und vielleicht sogar Naturaspekte *sui generis*. Genau wie die Sexualität eine psychische Funktion *sui generis* ist (und nicht die Psyche ein Derivat der Sexualität), so auch die Funktionen des Träumens, des Mythenschöpfens und des Religiösen. Sie sagen etwas übereinander aus, aber sie sind nicht miteinander identisch. Ihre Aussagen sind Mythen, und sie sind miteinander durch Analogien, aber nicht durch eine gemeinsame Wurzel verbunden. Ihre Basis ist nicht naturalistisch, wie Jones behauptet, denn die Natur ist selbst eine Metapher. Um den Traum zu verstehen, müssen wir darum in seiner Sprache sprechen, also nicht in natürlichen Begriffen, sondern in Bildern. Demzufolge wird in dieser Abhandlung, ob es jetzt um Pan oder den Traum geht, unsere grundlegende Metapher nicht «naturhaft» sondern «bildhaft» sein.

Pan, der Bocksgott der Natur

Roschers These lautet, kurz zusammengefaßt, daß der Alptraumdämon der Antike der große Gott Pan in einer seiner verschiedenen Gestalten ist und das Alptraumerlebnis von damals das gleiche, wie es von der Psychiatrie und Psychologie seiner eigenen Zeit beschrieben wurde. Bei dieser Feststellung läßt er es bewenden. Wir könnten noch weitergehen und folgern, daß Pan noch lebt, wenn wir ihn auch – da unserer Kultur alle anderen Erlebnismöglichkeiten verloren gegangen sind – bloß in Form von psychopathologischen Störungen erfahren.

Wir dürfen also erwarten, ihm im Sprechzimmer des Psychotherapeuten zu begegnen, und tatsächlich gibt es Beweise für sein dortiges Auftreten. (Zwei Beispiele für Pan in der Jung'schen Analyse finden sich in: R. Michel, «Die Gestalt des Pan und Träume der Gegenwart», Diss. C. G. Jung-Inst., Zürich; und in: R. Blomeyer, «Die Konstellierung der Gegenüberstellung beim Auftauchen archetypischer Träume», Zeitschrift für Analyt. Psychol. u. i. Grenzgebiete, III, 1. Berlin, 1971.) Diese Schlußfolgerung stimmt mit einer These überein, die ich in mehreren Abhandlungen entwickelt und in *The Myth of Analysis* (Evanston, Northwestern, 1972) zusammengefaßt habe: Der verdrängte Gott kehrt als archetypischer Kern symptomatischer Komplexe wieder. Als Beispiel wurde «Dionysos und die Hysterie» herausgearbeitet. Die Beziehung zwischen Kronos-Saturn und den paranoiden Aspekten der Depression sowie zwischen Hermes-Merkur und dem heute als schizoid bezeichneten Krankheitsbild wäre noch in der gleichen detaillierten Form darzustellen. Diese Beziehungen sind ein Teil der umfassenderen Aufgabe, die Psychopathologie aus dem Blickwinkel der Archetypen-Psychologie zu erforschen. Eine der vielen Nutzanwendungen dieser Psychologie besteht darin, daß die Mythologie in der Ausbildung von Psychotherapeuten zum Pflichtfach werden müßte. Roschers Abhandlung, die bereits im Titel Mythologie und Pathologie verknüpft, würde zu den grundlegenden Lehrbüchern gehören.

Auf Grund der Satyr-, Bocks- und Phallus-Natur des Gottes Pan kann sowohl die panische Angst des Alptraums wie sein erotischer Aspekt durch ein und dieselbe Gestalt ausgedrückt werden. In Roschers Darstellung ist die Gestalt des Pan kein nach außen projiziertes Bild, kein psychopathologischer Komplex, der von der Phantasie geschaffen wurde, um sexuelle Angst auszudrücken. Er ist eine mythische Realität. Wenn Roscher auch stellenweise zum Opfer der von Börner vertretenen rationalistisch-materialistischen Auffassung wird (daß nämlich ziegenwollene Bettdecken und Atembeschwerden den Anlaß zum Pan-Erlebnis bilden), stützt sich sogar noch diese «Erklärung» des Alptraums auf die Epiphanie des Pan, der in Roschers Buch stets eine lebensvolle Realität bleibt. Ungeachtet seiner gelegentlichen Bemühungen, sich mit seiner Zeit auszugleichen, indem er den Gott auf einen nüchternen medizinischen Bericht reduziert – was aus seinen Seiten hervorgeht, ist die Einheit des Mythologischen und des Pathologischen.

Daß es Pan nichts anhaben kann, wenn man seine Realität zum Nebenprodukt einer unbequemen Schlafgelegenheit simplifiziert, zeigt sich am deutlichsten dort, wo Roscher von Panik und Alpträumen bei Tieren spricht. Hier verrät Roscher, daß er sich der triebhaften Ebene des Alptraums und vorzüglich seiner Sexualität durchaus bewußt ist. Wir finden in seinen Schriften den gleichen Kampf mit der «sexuellen Frage», die damals von vielen zeitgenössischen Psychologen, wie Havelock Ellis, Auguste Forel, Iwan Bloch und natürlich Freud aufgeworfen wurde, ganz zu schweigen von den Werken der Maler und Schriftsteller, die um die Jahrhundertwende den phallischen Bocks-Satyr in den tieferen Schichten des menschlichen Strebens wiederentdeckten und ihren Erkenntnissen durch Gestalten des griechischen Mythos Ausdruck verliehen, wie Freud es mit Ödipus und Roscher es mit Pan tat. In ihrem schönen Buch, *Pan, the Goat-God: His Myth in Modern Times* (Cambridge; Harvard, 1969), hat

Patricia Merivale ein ganz erstaunliches Sortiment von Beispielen der Pan-Verehrung zu Ende des neunzehnten Jahrhunderts, der Periode seiner literarischen Blütezeit, zusammengetragen. Nebenbei gesagt, war Pan die beliebteste griechische Gestalt der englischen Poesie; er schlägt seine nächsten Rivalen (Helena, Orpheus und Persephone) im statistischen Verhältnis von beinahe zwei zu eins.

Der griechische Mythos ernannte Pan zum Gott der Natur. Was unter dem Wort «Natur» zu verstehen ist, wurde in mindestens fünfzig voneinander abweichende Begriffe zerlegt, so daß zwischen der uns geläufigen Bedeutung des Wortes einerseits und den dem Gott zugeordneten Eigenschaften, seiner Beschreibung, seiner bildlichen Erscheinung, dem Stil seines Verhaltens andererseits scharf zu unterscheiden ist. Alle Götter vertraten gewisse Naturaspekte und waren in der Natur zu finden, was häufig zu der Schlußfolgerung führte, die antike mythische Religion wäre im wesentlichen eine Naturreligion gewesen, und ihre Überwindung durch das Christentum bedeute somit vor allem die Unterdrückung des «Naturgotts» Pan, der bald zum bocksfüßigen Teufel degradiert wurde. Um die Natur, die Pan vertritt, zu spezifizieren, werden wir untersuchen müssen, inwiefern Pan sie verkörpert, und zwar sowohl in seiner Gestalt, wie in seiner Landschaft, die nicht bloß ein geographischer Begriff, sondern gleichermaßen ein innerer Raum und ein bildhafter Ausdruck ist. Seine ursprüngliche Heimat, Arkadien, ist sowohl ein physischer wie ein psychischer Ort. Über die «dunklen Höhlen», wo man ihm begegnen konnte (Orphischer Hymnus an Pan), verbreiten sich die Neuplatoniker (siehe *Thomas Taylor the Platonist, Selected Writings,* herausgegeben von Kathleen Raine und G. M. Harper, Princeton: University Press, 1969, S. 225ff., 297ff.): es sind die Tiefen der Materie, in denen der Trieb sich verbirgt, die finsteren Abgründe der Seele, woraus Begierde und Panik hervorbrechen.

Seinen Aufenthaltsort im Altertum, wie auch den seiner späten, römischen Erscheinungsformen (Faunus, Silvanus), bildeten stets Tälchen, Grotten, Gewässer, Wald und Wildnis – niemals aber Dörfer, niemals die reinlich gepflasterten, ummauerten Siedlungen der zivilisierten Menschen. Seine Heiligtümer waren natürliche Höhlen, nicht kunstvoll erbaute Tempel. Er war ein Hirtengott, ein Gott der Fischer und Jäger, ein Wanderer, der nicht einmal die Stetigkeit besaß, die ein ordentlicher Stammbaum verleiht. Die Lexikographen des Mythos geben mindestens zwanzig verschiedene Abstammungen an. (Über dieses Thema schrieb Roscher eine eigene Abhandlung: «Die Sagen von der Geburt des Pan»!) Gezeugt war er möglicherweise von Zeus, Uranos, Kronos, Apollo, Odysseus, Hermes oder gar Penelopes Freierschar; er ist daher ein Geist, der von nahezu überall kommen kann, das Erzeugnis mannigfacher archetypischer Bewegungen oder aber aus sich selber entstanden. Einer Tradition gemäß wäre sein Vater der Äther, der unstoffliche Stoff, der zwar unsichtbar, aber überall gegenwärtig ist; ursprünglich bedeutete das Wort «klarer Himmel» oder «klares Wetter», wie es zu Pans Stunde, der Mittagsstunde, herrscht (siehe weiter unten). Doch wozu ihm überhaupt eine Abstammung zusprechen, wenn es jede sein könnte? Diesen Standpunkt vertraten Apollodorus (Frag. 44 b) und Servius («Über Vergils Georgica»).

Die mütterliche Linie ist erst recht obskur. Der Hauptbericht aus dem «Homerischen Hymnos an Pan» gibt an, daß die Waldnymphe, die seine Mutter war, Pan nach der Geburt im Stich ließ, daß aber sein Vater Hermes ihn in ein Hasenfell hüllte (von Hermes gezeugt zu sein, betont das merkurische Element in seiner Abstammung) und den Säugling in den Olymp mitnahm, wo alle *(pan)* Götter ihn mit Entzücken empfingen. Besonders Dionysos hatte seine helle Freude an ihm.

Diese Sage stellt Pan in einen besonderen Zusammenhang. Erstens weist das Hasenfell – der Hase ist der Aphrodite, dem Eros, der Welt des Bacchos und dem Mond geweiht – auf seine Zugehörigkeit zu diesem Kreis hin. (Siehe J. Layard, *The Lady of the Hare,* London, 1944, S. 212–220.) Sein erstes Gewand symbolisiert seine Initiation in dieses Universum, diese Bewußtseinsstrukturen haben ihn aufgenommen. Zweitens tritt Hermes als sein Schutzpatron auf, was Pans Handlungen einen hermetischen Aspekt verleiht. Man kann darin nach einer Botschaft suchen. Sie sind Mittel zur Verständigung, Verbindungen, die etwas zu bedeuten haben. Drittens drückt die Freude des Dionysos die Sympathie zwischen den beiden aus. Diese Gottheiten bilden also die Gruppe von Archetypen, in die Pan hineinpaßt und wo wir ihn am häufigsten konstelliert sehen werden.

Über die Mythologeme, «als Kind ausgesetzt», «in eine Tierhaut gehüllt», «den Göttern wohlgefällig», kann man lange nachdenken. Ihre Auslegung – das Erfahren ihrer tieferen Bedeutung in unserem eigenen Leben – kann uns viel über unser pan-artiges Verhalten in Augenblicken der Schwäche und Verlorenheit (Ausgesetztsein) wie auch über unsere erotische *luxuria* sagen, denn in dem kleinen Liebespfand, das der Hase darstellte, liegt die ungebändigte Wildheit des Pan verborgen. Was weich beginnt, wird rauh, und unter dem Hasenfellchen lauert der Geißbock. Dennoch lächeln die Götter unserem bocksfüßigen Kindchen zu. Sie nehmen es als eine Gabe an das Göttliche hin, und jeder entdeckt eine besondere Verwandtheit mit ihm. Pan spiegelt sie alle wider.

Als Gott der ganzen Natur personifiziert Pan in unserem Bewußtsein das, was zur Gänze oder ausschließlich naturhaft ist, die größte Naturnähe; ein naturhaftes Verhalten erscheint in gewissem Sinn als göttlich. Völlig unpersönlich, objektiv, skrupellos, geht es über das dem Menschen auferlegte Joch von Ziel und Zweck hinaus. Die Gründe für ein solches Verhalten sind dunkel, es entsteht plötzlich, spontan. So dunkel wie Pans Abstammung ist auch die Herkunft des Triebes. Den Trieb als angeborenen Entspannungsmechanismus zu definieren oder ihn als chthonischen Geist, als Einflüsterung der Natur zu bezeichnen, bringt uns nicht weiter; damit verlegt man nur die dunklen Erlebnisse, die einst vielleicht dem Pan zugeschrieben wurden, in dunkle psychologische Begriffe.

Vor allem dürfen wir nicht vergessen, daß das Pan-Erlebnis außerhalb der Kontrolle des willigen Subjekts und seiner Ich-Psychologie steht. Sogar wo der Wille am strengsten gebändigt und das Ich am zielbewußtesten ist – und dabei denke ich an Soldaten in der Schlacht – kann Pan erscheinen und den Ausgang des Kampfes durch panische Angst bestimmen. Zweimal erschien Pan im Altertum (in der Schlacht von Marathon und in der gegen die Kelten, 277 a. Chr.), und die Griechen trugen den Sieg davon. Er wurde mit Nike zusammen geehrt. Die panische Flucht ist eine

Schutzreaktion, auch wenn sie in ihrer Blindheit zum Massentod führen kann. Der schützende Aspekt der Natur, der in Pan aufscheint, zeigt sich nicht nur in seiner Affinität zu Hirten, noch in der ethymologischen Wurzel «pan» in den Wörtern *pastor, pastoral* und *pabulum* (Nahrung), sondern auch in der Rolle, die Pan im Gefolge des Dionysos innehat, wo er auf dem Marsch nach Indien den Schild des Dionysos trägt. (Vgl. Roscher: «Pan», Lexikon, 1388–90, unter «Klassische Hinweise auf Pan als Krieger».)

Im Märchen von Eros und Psyche, wie Apulejus es erzählt, bewahrt Pan die Psyche vor dem Selbstmord. Die verzweifelte Seele, die ihre Liebe verloren geben muß, der göttliche Hilfe versagt wird, gerät in Panik. Psyche wirft sich weg, in den Fluß, der sie zurückweist. In diesem Augenblick der Panik erscheint Pan mit seiner anderen, reflektierenden Seite, der Nymphe Echo, und macht der Seele ein paar «natürliche» Wahrheiten klar. Pan ist sowohl der Zerstörer wie der Erhalter, und die beiden Aspekte erscheinen der Psyche sehr nahe beieinander. Wenn wir in Panik geraten, können wir nie wissen, ob es nicht die erste Bewegung der Natur ist, die uns, wenn wir nur auf das Echo der Reflexion hören wollen, einen neuen Einblick in die Natur gewähren wird.

Wie R. Herbig in seiner Monographie «Pan, der griechische Bocksgott» (Frankfurt a/M., 1949) sagt, ist der Gott immer ein Bock und der Bock immer eine göttliche Macht. Pan wird nicht durch den Bock «verkörpert», noch ist der Bock dem Pan «heilig»; Pan *ist* vielmehr der Bocksgott, und diese Konfiguration der Tiernatur personifiziert die Natur als etwas Behaartes, Phallisches, Umherstreifendes, Bockartiges. Diese Pan-Natur ist nicht mehr ein idyllischer Anblick fürs Auge, nicht geeignet, um darin umherzuwandern oder sich nach ihrer Lieblichkeit zurückzusehnen. Die Natur als Pan ist hitzig und schwül, sein haariger Tiergeruch, seine Erektion, als wären die willkürliche, eigensinnige Kraft der Natur und ihr unheimliches Mysterium in dieser einen Gestalt zusammengefaßt.

«Die Vereinigung von Gott und Bock» – das Wort stammt aus Nietzsches «Geburt der Tragödie» – kennzeichnet für die Nach-Nietzsche'sche Welt die dionysische Bewußtseinsform und die schließliche Geisteskrankheit ihres Verkünders. Doch obwohl Nietzsche unverhohlen von dem

Bocksgott spricht, schreibt Jung (Gesammelte Werke 11, § 28): «In Nietzsches Biographie wird man den unwiderleglichen Beweis dafür finden, daß der Gott, den er ursprünglich meinte, in Wirklichkeit Wotan war.» (Vgl. mein *Dionysos in Jung's Writings*, Spring 1972, New York/Zürich: Spring Publications, 1972) Beim Versuch, die Vereinigung von Gott und Bock zu verstehen, was, wie Merivale (op. cit. S. 226) erklärt, «der unverrückbare Brennpunkt meiner Untersuchungen» ist, dürfen wir ihn also nicht mit Nietzsches Dionysos verwechseln, hinter dem der germanische Wotan dräute. Nietzsche ergründet jedoch ein Rätsel der Bocksexistenz (und es gibt deren viele, da der Bock des *senex* und der Sündenbock und das Dionysische Zicklein und die Milchziege nicht hierher gehören), wenn er von der Grauenhaftigkeit der Natur und der Grauenhaftigkeit des individuellen Daseins spricht. Denn der einsame Bock ist sowohl das Einssein wie auch das Alleinsein, eine fluchbeladene nomadische Existenz an leeren Orten, die durch seine Freßgier noch leerer werden, sein Lied die «Tragödie», der Bocksgesang. Das ist nicht der rundliche, fröhliche Pan mancher Bildwerke und nicht der elfische Flötenspieler, den wir Peter Piper nennen, noch das *deep emotional self* von D. H. Lawrence's Pan, sondern der Pan aus dem Homerischen Hymnus, der in Chapmans Renaissance-Übersetzung «hager und der Liebe bar» genannt wird. Die Wollust ist also sekundär und die Fruchtbarkeit auch; sie entspringen einzig dem durstigen Sehnen eines, der ewig ein ausgesetztes Kind bleibt und in zahllosen Paarungen nie gepaart wird, der das gespaltene Huf niemals gänzlich gegen das Hasenpfötchen eintauscht. Er mag den Göttern wohlgefallen, doch er bringt es nie bis zum Olymp; er gattet sich, doch er erringt keine Gattin. Er macht Musik, doch die Musen sind bei Apollo.

Um Pan als Natur zu erfassen, müssen wir zuerst von der Natur erfaßt werden, sowohl «dort draußen», in einer leeren Landschaft, die in Tönen, nicht in Worten spricht, wie auch «hier drinnen» in einer Schreckreaktion. (Diesen Pan hat niemand besser wiedererschaffen als D. H. Lawrence.) Unheimlich wie das Auge des Bocks, begegnet uns die Natur in den triebhaften Erlebnissen, die Pan verkörpert. Doch mit dem Ausdruck «Verkörpern» geschieht dem Gott bereits unrecht, da er unterstellt, daß der

Mensch die Götter erschaffe und daß die Natur ein unpersönliches, abstraktes Kraftfeld sei, wie der Gedanke es begreift, während doch Pans dämonische Gestalt den Begriff «Natur» in einen unmittelbaren psychischen Schock verwandelt.

Von ihren ersten Anfängen, den Vorsokratikern und dem Alten Testament an, war die philosophische Tradition des Westens gegen Bilder *(phantasia)* voreingenommen, während sie gedankliche Abstraktionen förderte. In der Periode seit Descartes und der Aufklärung, die der Begriffsbildung den Vorrang gab, wurde die Neigung der Psyche, zu personifizieren, verächtlich als Anthropomorphismus abgetan. Eines der Hauptargumente gegen die mythische Denkweise war stets, daß sie mit Bildern arbeite, die ja subjektiv, persönlich, sinnlich sind. Dies vor allem sollte in der Epistemologie, in Naturschilderungen vermieden werden. Personifizieren – das bedeutet, animistisch, primitiv, prälogisch denken. Die Sinne sind trügerisch; um die Wahrheit über die Welt mitzuteilen, müssen Bilder von allen anthropomorphen Elementen gereinigt werden, denn die einzigen Personen im Weltall sind menschliche Personen. Und dennoch geht die Erfahrung von Göttern, Heroen, Nymphen, Dämonen, Engeln und Mächten, von heiligen Orten und Dingen, *als Personen* dem gedanklichen Begriff der Personifizierung voraus. Es ist nicht an dem, daß wir personifizieren, sondern die Epiphanien treten als Personen auf.

Genau das erfahren wir von Roscher, wenn auch ohne seine Absicht. Wie seine Zeitgenossen (z. B. Ameling über die Personifizierung) neigte auch Roscher dazu, Pan als Verkörperung der rauhen, furchteinflößenden Eigenschaften der Natur aufzufassen, wie andererseits seine holden Nymphen Visionen ihrer anmutig-zarten, poetischen, verführerischen Schönheit sind. Doch Roschers begriffliches Gerüst, das er aus der empirischen Assoziationspsychologie bezieht (Ideen sind Bündel von Sinneswahrnehmungen), stimmt nicht mit dem überein, was er in den empirischen Tatsachenberichten über die Alpdämonen entdeckte. Sie sind keine Ansammlung von erschreckenden Eigenschaften, keine nachträgliche Personifizierungen von unangenehmen «Bettdeckenempfindungen». Sie sind lebendig wirkliche Personen.

Dilthey bestand darauf, daß die Personifizierung für das humanistische Verständnis wesentlich wäre, im Gegensatz zur wissenschaftlichen Erklärung, deren Methode Begriffsbildung und Definition erfordert. In Diltheys Gefolge drängte Lou Andreas-Salomé Freud, dieses Verfahren beizubehalten, das unerläßlich wäre, um aus der Psychoanalyse eher eine humanistische als eine naturwissenschaftliche Psychologie zu machen. Jung baute seine Psychologie auf die Archetypen auf, die zwar begriffsmäßig beschreibbar sind, aber als Personen erlebt und sogar benannt werden. Jung setzte sich überdies der Zeitströmung entgegen, indem er darauf bestand, Bilder als die primären Daten der Seele anzusehen und diese Bilder auf ihrer sinnlichen, gefühlsmäßigen Ebene aufzufassen, das heißt als empirische Phänomene, wie sie sich darbieten, und nicht als Personifikationen abstrakter Ideen. Die Traumsprache (wie der Alptraum zeigt), die Sprache des Wahnsinns und der Halluzinationen, die Volkssprache – all diese Sprachen reden von *Personen*. Das muß auch eine Psychologie tun, die mit der Psyche in ihrer eigenen Sprache reden will. Jungs Bewegung fort vom abstrakten Konzept zur sinnlichen Person entspricht, wie wir oben darlegten, der Bewegung vom Intellekt zur Phantasie hin, die mit greifbaren Sinnesbildern bevölkert ist. So trägt Roschers Abhandlung noch in einem weiteren Sinn, indem er nämlich die *Person* des Pan hervorhebt, zur Wiederentdeckung des Bildhaften bei, das schließlich als Psychologie des Unbewußten bekannt werden sollte. Eine der wesentlichen methodologischen Abweichungen dieser Psychologie von der Philosophie und Naturwissenschaft besteht eben in ihrer Sprache der Personifizierung.

Durch das späte Altertum hallte ein Schrei: «Der Große Pan ist tot!» Plutarch berichtet es in seinem «Über das Versagen des Orakels» (de def. or. 17). Doch der Ruf selbst ist zum Orakel geworden, das für verschiedene Menschen in verschiedenen Zeitaltern einen verschiedenen Sinn hatte. Eines war verkündet worden: die Natur war ihrer schöpferischen Stimme beraubt. Sie war keine lebendige, selbständig zeugende Macht mehr. Alles, was eine Seele besessen hatte, verlor sie: das heißt, der psychische Zusammenhang mit der Natur war verloren. Wenn Pan tot war, war es auch

Echo; wir konnten nicht mehr durch die Reflexion innerhalb unseres Instinkts zur Bewußtheit gelangen. Die Menschen hatten ihr Licht verloren und fielen leicht auf die Askese hinein. Sie folgten Schafen gleich, ohne instinkthafte Auflehnung, dem neuen Hirten, Christus, mit seinen neuen Methoden. Die Natur sprach nicht mehr zu uns – oder wir konnten sie nicht mehr hören. Die Person des Mittlers Pan, der wie ein Äther alle natürlichen Dinge mit persönlicher Bedeutung, mit hellem Glanz umhüllte, war verschwunden. Steine waren bloß noch Steine, Bäume Bäume. Ein Ding, ein Ort, ein Tier *war* nicht mehr dieser oder jener Gott, sondern es wurde ein «Symbol», es «gehörte» irgendeinem Gott an. Wenn Pan lebt, dann lebt auch die Natur und ist von Göttern erfüllt, so daß der Eulenruf Athene selbst *ist* und die Muschel am Strand Aphrodite. Ein solches Stückchen Natur ist kein bloßes Attribut oder Besitztum. Es ist die Gottheit in ihrer biologischen Form. Und wo wären die Götter eher zu finden als an den Orten, in den Dingen und Tieren, die sie bewohnen? Wie könnte man inniger an ihnen teilhaben als durch ihre konkrete, natürliche Darstellung? Was man aß oder roch, betrat oder erblickte, alles war sinnliche Gegenwart von archetypischer Bedeutung. Wenn aber Pan tot ist, kann die Natur vom Willen des neuen Gottes, des Menschen, beherrscht werden, der nach dem Bild des Prometheus oder Herakles gebildet ist, der aus ihr schöpft und sie befleckt, ohne Gewissensbisse zu empfinden. (Herakles, der zunächst Pans natürliche Welt säuberte und den Instinkt mit der Keule seiner Willenskraft niederschlug, hält sich nicht damit auf, die von seiner schöpferischen Zivilisationsarbeit liegengelassenen Kadaver, die die Luft verpesten, wegzuräumen. Er schreitet weiter fort, zur nächsten Tat und zum schließlichen Wahnsinn.) In dem Maß als der Mensch die persönliche Verbindung mit der personifizierten Natur und dem personifizierten Instinkt verliert, verschmilzt das Bild Pans mit dem Bild des Teufels. Pan ist nie gestorben, sagen manche Kommentatoren des Plutarch, er wurde unterdrückt. So lebt Pan also noch, wie wir schon oben sagten, und nicht nur in der literarischen Phantasie. Er lebt im Unterdrückten, Verdrängten, das wieder auftaucht, in der Psychopathologie der Triebe, die sich durchsetzen, und zwar, wie Roscher uns zeigt, hauptsächlich im Alptraum und den damit verbundenen erotischen, dämonischen, panischen Aspekten.

So zeigt uns der Alptraum den Weg, auf dem wir uns der verlorenen, toten Natur wieder nähern können. Im Alptraum kehrt die verdrängte Natur zurück, so nahe, so wirklich, daß wir nicht umhin können, natürlich darauf zu reagieren: das heißt, wir werden ganz körperlich, von Pan besessen, so daß wir nach Licht, Trost, Berührung schreien. Unsere unmittelbare Reaktion ist dämonische Erregung. Wir werden vom Instinkt zum Instinkt zurückgeführt.

Der Instinkt

Wie viele psychologische Ausdrücke, die wir täglich gebrauchen – Seele, menschlich, Erregung, Geist, Bewußtsein, Empfinden – ist der Instinkt, selbst in begriffsmäßiger Verkleidung, eher eine Metapher als ein Begriff. Vielleicht ist er eine *Idee* im ursprünglichen Sinn des Wortes, als es «Anschauen» bedeutete, so daß wir mit Hilfe des Wortes «Instinkt» imstande sind, gewisse Verhaltensweisen anzuschauen, und zwar sowohl von außen, als Beobachter, wie auch von innen, als Beteiligte. Über den Instinkt wurde viel Tinte verschrieben und Milch verschüttet. Manche halten ihn für die Ur-Intelligenz, die mehr vom Leben weiß, als wir je erfahren und lernen können, andere für das Gegenteil der Intelligenz, für etwas Mechanisches, Archaisches, das absolut keiner Veränderung fähig ist. Dem Instinkt oder Trieb wurde das Beste und das Schlimmste in der menschlichen Natur zugeschrieben – und das gibt uns einen Hinweis, wie wir uns ihm nähern sollen. Denn wenn Pan der Gott der Natur «hier drinnen» ist, dann ist er unser Trieb. Und da weiterhin alle Götter der Natur angehören und in der menschlichen Natur, in unserer Phantasie, unserem Denken und Treiben ihre mimetische Entsprechung finden, ist Pan natürlich ebensowenig ausschließlich Trieb, wie er sämtliche Götter ist. Welche Seiten des Triebs er darstellt, welchen Aspekten der Natur er gleicht, kann nur aus dem Studium seiner Phänomenologie hervorgehen.

Eine der wichtigen Denkrichtungen vertritt den Standpunkt, daß triebhaftes Verhalten hauptsächlich durch Zwangsmäßigkeit, durch die sogenannte «Alles-oder-Nichts-Reaktion» gekennzeichnet ist. Über die primären biologischen Vorgänge hinaus – Tropismen, Ingestion und Elimination, Fortpflanzung, Zellwachstum, Zellteilung, Tod, usw. – pendelt das animalische Leben, *als Verhalten betrachtet,* automatisch zwischen den beiden Polen Annäherung und Rückzug hin und her. Der organische Rhythmus hat im Lauf der Jahrhunderte immer wieder seine grundlegende Polarität erwiesen. In den Begriffspaaren, die zu verschiedenen Zeiten von verschiedenen Theoretikern verschieden benannt wurden, wie etwa: *accessum/recessum,* Anziehung/Abstoßung, Lust/Unlust, Diastole/Systole, Introversion/Extraversion, Zwangsmäßigkeit/Hemmung, Verschmelzung/Scheidung, Alles oder Nichts usw., offenbart sich die gleiche archetypische Idee über den Rhythmus des natürlichen Lebens. Unter der Herrschaft des «angeborenen Entspannungsmechanismus» (wie der Trieb heute oft genannt wird) wird das Verhaltensmuster von Annäherung und Rückzug zwangshaft, undifferenziert und unreflektiert.

Die beiden einander entgegengesetzten Auffassungen vom Trieb – daß er intelligent oder nicht intelligent sei – erscheinen in Jungs Theorie vereinigt. Er schreibt dem triebhaften Verhalten zwei Seiten zu: auf der einen ein zwangsmäßiges, archaisches Verhaltensmuster, auf der anderen archetypische Bilder. Somit wirkt der Trieb und gestaltet gleichzeitig ein Bild seines Wirkens. Die Bilder lösen das Wirken aus, das Wirken wird durch die Bilder geprägt. So verändert jede Veränderung der Bilder die Verhaltensmuster, und was wir in unserer Phantasie tun, ist von triebhafter Bedeutung. Es wirkt auf die Welt ein, wie die Alchimisten, Mystiker und Neuplatoniker glaubten, wenn auch nicht ganz auf die magische Art, wie sie es sich vorstellten. Weil die Bilder zum gleichen Kontinuum gehören wie der Trieb (und nicht etwa Sublimierungen des Triebes sind), sind die archetypischen Bilder Bestandteile der Natur und nicht bloß subjektive Phantasien «im Geist». Die Gestalt des Pan verkörpert die triebhafte Zwangsmäßigkeit und bietet gleichzeitig das Mittel, um sie durch Phantasie zu verändern. Indem wir auf die Phantasie einwirken, nehmen wir an der Natur «hier drinnen» teil. Diese Methode ist aber nicht so einfach, wie man meinen möchte, denn es ist nicht nur eine Tätigkeit des bewußten Geistes oder Willens, obwohl diese ihre Rolle dabei spielen. Um das zwangsmäßige Verhalten zu verändern, bedarf es einer anderen psychischen Funktion, über die wir weiter unten, im Zusammenhang mit Pans

Liebschaften sprechen werden. Zunächst aber müssen wir die Zwangsmäßigkeit näher betrachten.

Bereits im Orphischen Hymnus (Taylor) finden wir den Begriff Zwangsmäßigkeit bei der Beschreibung des Pan, dem zweimal das Beiwort «fanatisch» verliehen wird, und im Homerischen Hymnus (Chapman) können wir lesen, daß er immer höher steigt «und nimmer rastet». Die gleiche fanatische Zwangsmäßigkeit zeigt sich in dem Verhalten, das ihm zugeschrieben wird: Panik, Vergewaltigung – und der Alptraum.

Die beiden Pole Sexualität/Panik, die jeden Augenblick ineinander übergehen oder einander auslösen können, stellen das krasseste zwangsmäßige Extrem von Anziehung und Abstoßung dar. Die Panik läßt uns blindlings Hals über Kopf fliehen, das sexuelle Verlangen bewirkt, daß wir uns ebenso blindlings auf das Objekt stürzen, mit dem wir uns paaren möchten. Als Beherrscher der Natur «hier drinnen» gebietet Pan über die sexuelle und die panische Reaktion; er wohnt in diesen beiden Extremen. Die Spaltung seines Ichs wird im Homerischen Hymnus durch seine zwei «Reiche» dargestellt – schneebedeckte, schroffe Berggipfel und sanfte Täler (und Höhlen); mythologisch durch den phallischen Pan, der hinter der panisch erschrockenen Nymphe herjagt. Beide gehören zum gleichen archetypischen Muster und bilden seine Kerne. Diese beiden Brennpunkte von Pans Verhalten, welche die dem Trieb eigentümliche Ambivalenz bezeichnen, offenbaren sich auch in seinem Bild, das seit Platos *Kratylos* (408 v. Chr.) immer wieder kommentiert wird: unten roh, grob, verdreckt, oben aber sanft und glatt und geistvoll gehörnt.

Doch bei all seiner Naturhaftigkeit ist Pan ein Ungeheuer, ein Geschöpf, das es in der natürlichen Welt nicht gibt. Sein Wesen ist völlig bildhaft, so daß wir auch den Trieb als eine bildhafte Kraft verstehen müssen und ihn nicht wörtlich im Sinn der Naturwissenschaft oder einer naturwissenschaftlich oder metabiologisch fundierten Psychologie auffassen dürfen. Paradoxerweise ist der naturhafteste Trieb unnatürlich und die triebhaft konkreteste unserer Erfahrungen bildhaft, beinahe als ob das menschliche Dasein, sogar auf seiner grundlegenden Lebensstufe eine Metapher wäre. Wenn aber das psychologische Verhalten metaphorisch ist, müssen wir uns den die Psyche beherrschenden Metaphern zuwenden, um das Verhalten der Psyche zu verstehen. Darum können wir über die Psychologie des Triebs ebensoviel erfahren, wenn wir uns mit seinen archetypischen Bildern befassen, wie durch physiologische, biologische und praktisch experimentelle Untersuchungen.

Die Panik

An dieser Stelle sollte vielleicht etwas über das Wesen der Furcht eingefügt werden. Daß sie ein sogenannter Primäreffekt ist, haben die Psychologen seit Thomas von Aquin und Descartes festgestellt, und es wird neuerdings von den Physiologen und den auf tierische Verhaltensforschung spezialisierten Biologen bestätigt. Für Cannon gehört sie zu den vier Grundreaktionen, die er untersucht hat, und Lorenz betrachtet sie als einen der vier grundlegenden Antriebskomplexe.

Die herkömmliche westliche Einstellung zur Furcht ist negativ. Unserem heroischen Ich gemäß betrachten wir sie, wie viele andere Affekte und ihre Bilder, in erster Linie als moralisches Problem, das es durch Mut zu überwinden gilt, wie Emerson sagen würde, oder Tillichs «Mut zu sein» in einem «Zeitalter der Angst». Auf seinem Weg zur Mannheit muß der Held der Furcht begegnen und sie meistern, und die Begegnung mit der Furcht spielt in jeder Initiationszeremonie eine wichtige Rolle. Weil unsere ersten Reflexionen bezüglich der Psyche gewohntermaßen moralisch ausfallen, neigen wir dazu, die psychologische Bewertung der Furcht zu vernachlässigen, wenn nicht gar gänzlich aus unserem Blickfeld auszuschließen. Diese moralisierende Einstellung zu psychologischen Vorgängen ist so fest in uns verwurzelt, daß die Psychologie sich an die Physiologie und die Tierforschung wenden mußte, um einen vom Moralismus unbehinderten Zugang zu finden.

Obwohl die Physiologie die Schutzfunktion der Furcht anerkennt, betrachtet sie das Angstgefühl im allgemeinen entweder als Begleiterscheinung eines instinktiven Fluchttriebs oder als den im Körper blockierten und festgehaltenen Trieb selbst. Eine solche Hemmung des motorischen Verhaltens im Verein mit erhöhter und verlängerter Erregung des

Organismus (des vegetativen Nervensystems und der neurohormonischen chemischen Aktivierung) nennen wir Angst. Vereinfacht dargestellt, hat die Panik zwei Gesichter: auf einen Reiz hin sichtbar geäußert, nennen wir sie Furcht; ohne erkennbaren Reiz und im Inneren zurückgehalten, Angst. Die Furcht hat einen Gegenstand, die Angst nicht. Es gibt panische Furcht, zum Beispiel ein Stampede; es gibt panische Angst, etwa im Traum. Beides kann zum Tode führen. Ebenso wie Traumforschung und anthropologische Untersuchungen liefern auch psychoanalytische und psychosomatische Krankenberichte Beispiele für die tödlichen Folgen der Angst (zum Beispiel Tod durch Voodoo-Behexung).

Der Angsttraum ist vom Alptraum im klassischen Sinn des Wortes zu unterscheiden. Der klassische Alptraum ist eine furchterregende Heimsuchung durch einen Dämon, der den Träumer gewalttätig bedrückt und bewirkt, daß er kein Glied rühren kann; die Befreiung erfolgt durch Bewegung. Der Angsttraum ist weniger präzise: es gibt keinen Dämon, keine ausgeprägte Atemnot, aber das gleiche Gefühl des Gelähmtseins. (Eine Sammlung solcher Träume liefert M. Weidhorn: *The Anxiety Dream in Literature from Homer to Milton, Studies in Philology 64,* S. 65, 82. Univ. N. Carolina, 1967.) Der literarische Prototyp eines Angsttraums, der das charakteristische Gefühl der gehemmten Bewegung schildert, findet sich in der Ilias XXII, 199–201 (Achill verfolgt Hektor):

«So wie im Traum ein Mann nicht vermag, den anderen zu fassen,
Der vor ihm flieht, noch vermag der Fliehende, ihm zu entkommen,
So vermochte er nicht, den Hektor einzuholen, noch konnte
Der ihm entrinnen ...»

Manche Theoretiker möchten den Angsttraum zum Beweis ihrer Ansicht gebrauchen, daß Angst verdrängte Furcht sei, ein vom Organismus bewahrtes Fluchtmodell, so als wäre der Trieb in zwei Teile gespalten: Aktion und Emotion, Tun und Empfinden. Da im Angsttraum das Tun verhindert wird, intensiviert sich das Empfinden. Nach dieser eher positivistischen und behaviouristischen Auffassung bleibt die Angst, im Traum wie im Wachen, ein Ersatz, eine sekundäre, unzulängliche Reaktion.

Könnten wir gegen dieses Meer von Unbehagen zu den Waffen greifen, würde es uns nicht seekrank machen.

Die moderne Existentialphilosophie gibt der Angst, der *anxiety,* der *angoisse,* eine gezieltere, umfassendere Deutung. Die Angst enthüllt die grundlegende ontologische Situation des Menschen, seinen Zusammenhang mit dem Nicht-Sein, so daß alle Furcht nicht nur Todesfurcht ist, sondern Furcht vor dem Nichts, auf das alles Sein sich gründet. Danach ist die Furcht die Spiegelung einer allumfassenden Realität in unserem Bewußtsein.

Der Buddhismus geht noch weiter: Furcht ist mehr als ein subjektives, menschliches Phänomen. Die ganze Welt ist voller Furcht, die Bäume, die Steine, alles. Der Buddha ist der Erlöser, der die Welt von der Furcht befreit. Hieraus ergibt sich die Bedeutung des *mudra* (Handzeichens) für «Fürchte nicht!». Es ist nicht nur ein Zeichen des Trostes, sondern der vollständigen Erlösung der Welt von «Furcht und Zittern», von ihrer Versklavung durch die Angst. Buddhas vollkommene Liebe «treibet die Furcht aus», wie es im Evangelium heißt.

Um die Zusammenhänge noch weiter zu verquicken, wollen wir sagen, daß die Welt der Natur, Pans Welt, sich ununterbrochen im Zustand der unterschwelligen Panik befindet, genau wie sie sich auch ununterbrochen im Zustand der unterschwelligen sexuellen Erregung befindet. So wie die Welt von Eros geschaffen ist, zusammengehalten durch die kosmogonische Kraft und geladen mit der libidinösen Begierde, die eben Pan ist – eine archetypische Vision, die in der allerjüngsten Zeit von Wilhelm Reich vorgelegt wurde – so gehört ihre andere Seite, die Panik, wie sie vom Buddha erkannt wurde, zur gleichen Konstellation. Damit sind wir wieder bei Pan und den beiden Extremen des Triebs angelangt.

Schon Brinkmann hat auf den Bankrott sämtlicher Theorien hingewiesen, die sich mit der Panik soziologisch, psychologisch oder historisch auseinanderzusetzen versuchen, anstatt sie in ihrer eigenen Sprache abzuhandeln. Die richtige Sprache, sagt Brinkmann, wäre die mythologische. Wir müssen dem von Nietzsche freigelegten Weg folgen; seine Bewußtseins- und Verhaltensforschung kann von Apollo und Dionysos bis zu Pan ausgedehnt werden. Dann wird die panische Angst auch nicht mehr als physiologischer Schutzmechanismus oder unzulängliche Reaktion oder als *abaissement du niveau mental* angesehen werden, sondern als richtige Erwiderung auf das Göttliche. Dann wird die blindwütige Flucht zum Durchbruch aus der eingefriedeten Sicherheit hinaus in die «unheimliche Wildnis des elementaren Daseins». Panische Angst wird es immer geben, weil sie in der menschlichen Natur wurzelt. Darum, sagt Brinkmann, muß auch der Umgang mit ihr nach einem Ritual erfolgen, einer mythologischen Prozedur mit festgelegten Gebärden und Musik. (Man denkt an die Blasmusik bei militärischen Angriffen und daß Pans Instrument auf vielen Abbildungen nicht die Syrinx, sondern eher eine Trompete ist. Vgl. D. Brinkmann: «Neue Gesichtspunkte zur Psychologie der Panik», Schweiz. Zeitschrift f. Psychol. 3, 1944, S. 3–15.)

Roschers Aufzählung von Panikfällen bei Tieren verlegt die Diskussion vom Niveau des bloß Menschlich-Psychologischen im engeren Sinne zu umfassenderen Theorien, wie sie von den Existentialisten, den Buddhisten und der an Pan dargelegten Psychologie der Archetypen geliefert werden. Wenn wir die von Roscher zitierten Beispiele als Beweise dafür akzeptieren, daß der panische Schrecken eine Form der psychischen Infektion sei, die Mensch und Tier befällt, stehen wir offenbar vor einem archetypischen Ereignis, das über die bloße menschliche Psyche hinausgeht; dadurch wird die panische Angst des Alptraums in ein tiefgründiges Gebiet triebhaften Erlebens gestellt, das der Mensch zumindest mit den Tieren teilt. Daß auch Bäume, Steine und der Kosmos in seiner Gesamtheit daran teilhaben könnten, bleibt eine theoretische Spekulation.

Wenn die Panik der Tiere sich ihrem Wesen nach nicht von der Panik des Menschen unterscheidet und wenn weiterhin die Panik die Wurzel des Alptraums ist, dann genügt die Alptraum-Theorie von Jones nicht mehr, denn selbst der kühnste Freudianer hat die Allgemeingültigkeit von Ödipus-Komplex und verdrängtem Inzestwunsch (oder Angst) nicht vom Schäfer auf seine Schafe ausgedehnt. Freuds psychologische Hypothesen enden mit der menschlichen Welt (wenn auch seine Eros-Metapsychologie uns in die Richtung drängt, die wir hier einschlagen). Roscher weist aber über das Menschliche auf ein umfassenderes Gebiet panischer Phänomene hinaus.

Die Freud/Jones-Theorie erklärt den Alptraum intrapsychisch: verdrängte Begierde taucht als dämonische Angst wieder auf. Roscher hingegen bahnt einer mythologischen Perspektive den Weg: der Dämon stachelt sowohl die Begierde wie die Angst an. Sie gehen nicht ineinander über, dank einer mechanisch-hydrostatisch arbeitenden Zensur der Libido-Eindämmung und Traumverzerrung nach der folgenden Formel:

> «Die Intensität des Angstgefühls ist proportional zur Schuldhaftigkeit der verdrängten inzestuösen Wünsche, die nach imaginärer Befriedigung streben; diese wird körperlich durch einen – oft durch unfreiwillige Masturbation hervorgerufenen – Orgasmus ausgedrückt. Wäre der Wunsch nicht im Zustand der Verdrängung, gäbe es keine Angst, und es würde nur zu einem einfachen erotischen Traum kommen.» (Jones, S. 343)

Von hier ist es nicht weit zum Glauben, daß der Alptraum etwas Krankhaftes, das Ergebnis einer fehlerhaften Psyche sei. Um das Ganze als Reich'sche Parodie einer älteren Auffassung auszudrücken: Höchste Sinneslust treibet die Furcht aus.

In der vorliegenden Abhandlung, die sich auf Pan und seine Rolle im Alptraum konzentriert, arbeiten wir eine Auffassung heraus, die viele der von Jones berichteten Phänomene akzeptiert, sie aber als Beweismaterial für eine andere Theorie ansieht: Die Angst ist nicht das sekundäre Ergebnis unterschwelliger Sexualität, sondern Angst und Begierde sind die Zwillingskerne des Archetyps Pan. Keines von beiden ist primär. Sie bilden die näheren sinnlichen Bestimmungen der abstrakteren Pole des Triebes, der zwischen «alles oder nichts», *accessum – recessum,* Lust und Unlust, hin und her pendelt.

Jones selbst liefert weitere Zeugnisse für die Idee, daß Angst und Sexualität zusammen auftreten, was eigentlich seiner eigenen Formel widerspricht. Wie Roscher bezieht auch er sich auf Börner (Jones, S. 46):

> «Manchmal erscheinen wollüstige Empfindungen mit Angst gepaart, besonders bei Frauen, die oft glauben, daß der Satan sich mit ihnen

gepaart hätte (wie in den Hexenprozessen). Bei Männern erregt der auf die Genitalien ausgeübte Druck, dem meist ein Samenerguß folgt, ähnliche Sensationen.»

Und weiter S. 49:

«In diesem Zusammenhang ist es wichtig, sich zu erinnern, wie häufig Angstanfällen im wachen Zustand ein wollüstiger Zug innewohnt. Dies geht oft so weit, daß es während des Angstanfalls zu einem tatsächlichen Erguß kommt – ein Phänomen, auf das erstmals Loewenfeld bei Männern und Janet bei Frauen hingewiesen hat.»

Seit Jones und den Autoren, auf die er sich stützt, ist natürlich gewaltig viel Energie darauf verwandt worden, die Wechselbeziehung zwischen der physiologischen Sexualität und dem Traum zu untersuchen. Heute wissen wir dank Laboratoriumsbeobachtungen an träumenden Menschen, daß im Schlaf Penis-Erektionen auftreten und wieder verschwinden, die in ziemlich regelmäßigem Rhythmus der Traumkurve folgen. Doch weit davon entfernt, das Verständnis der Beziehung zwischen Sexualität und Traum zu fördern, haben diese Untersuchungen uns alle zur Überzeugung gebracht, daß dieses Gebiet viel komplexer ist, als Jones und Freud es sich vorstellten. Die Beziehung zwischen dem unverhüllten erotischen Trauminhalt und der physiologischen sexuellen Erregung (oder ihrem Ausbleiben), die psychologischen und physiologischen Subtilitäten des nächtlichen Samenergusses, die Periodizität des sexuellen Rhythmus (sowohl psychisch wie somatisch), die Eigentümlichkeiten der psychischen Sexualität, in den Begriffen spezifischer archetypischer Konstellationen ausgedrückt (z. B. ob die beherrschende Phantasie apollinisch, priapisch, narzißtisch, usw. ist), die Beziehung zwischen der Physiologie der Angst und der Psychologie der Verdrängung, mehr noch, *was* Verdrängung und was ein «angemessener» Orgasmus ist – diese Rätsel bleiben stumm wie eh und je. Ganz sicher sind sie nicht mit den psychodynamischen Simplifikationen gewisser Theorien zu lösen, die die Psyche nicht in ihrer ganzen Komplexität erfassen. Angst und Sexualität sind zwei Worte, die eine ungeheuer komplizierte Reihe von Erfahrungen decken. Überdies decken beide Worte auch Erfahrungen, die nicht nur Aktionen oder Reaktionen darstellen, sondern auch Metaphern für Bewußtseinszustände, die von archetypischen Phantasien regiert werden. Tatsächlich sind die Aktionen und Reaktionen selbst Teile eines metaphorischen Musters und innerhalb dieses Musters sinnvoll, da sie immer etwas sinnlich Bestimmteres ausdrücken, als das, was durch die Definition von Angst und Sexualität gedeckt ist. Eines dieser metaphorischen Muster wird von Pan geliefert. Wenn wir Angst, Furcht oder Panik vor diesem Hintergrund betrachten, werden wir vielleicht nicht die dubiose wenn nicht gar unsinnige Frage «Was ist Furcht?» lösen, aber wir könnten Einsicht in gewisse Erfahrungen gewinnen, für die wir das Wort gebrauchen, und auf diese Weise die Absichtlichkeit der Furcht präzisieren.

In seinen unveröffentlichten «Seminar-Notizen» setzt sich Jung stellenweise auch mit dem Problem der Angst auseinander, in der er einen rechtmäßigen, gangbaren Weg erkennt. Offenbar meint er, daß man auf das zugeht, was man fürchtet, nicht als Held, bloß um dem Drachen entgegenzutreten und ihn zu bezwingen, sondern weil die Angst, als triebhaftes Verhaltensmuster, als ein Teil der «Weisheit des Körpers», um mit Cannon zu reden, eine Verbindung mit der Natur (Pan) schafft, wie es Hunger, Sexualität oder Aggression tun. So wie die Liebe, kann die Angst einen Ruf ins Bewußtsein bedeuten; man begegnet dem Unbewußten, dem Unbekannten, dem Göttlichen und Unlenkbaren, indem man mit der Angst in Berührung bleibt. Sie erhöht die blinde, triebhafte Panik der Schafe zur wissenden, listigen, angstvollen Ehrfurcht des Schäfers.

Als Jung sagte, wir müßten uns wieder fürchten lernen, nahm er einen Faden aus dem Alten Testament auf – der Anfang der Weisheit ist die Furcht vor dem Herrn – und gab ihm eine neue Wendung. Jetzt ist die Weisheit die Weisheit des Körpers, die mit dem Göttlichen in Verbindung tritt wie die Panik mit Pan, mit der gleichen Intensität, wie sie in den sexuellen Visionen der Heiligen geschildert wird. Denn wo Panik ist, da ist auch Pan. Wenn die Seele in Panik gerät, wie in der Geschichte von Psyches Selbstmord, offenbart sich Pan mit der Weisheit der Natur. Furchtlos sein, ohne Angst und Grauen, gefeit gegen panische Angst – das hieße, den Instinkt einbüßen, die Verbindung mit Pan verlieren. Die Furchtlosen haben ihre Schilde. Sie haben ihre Hilfskonstruktionen, die Notsituationen vorbeugen. Systematische Schutzmaßnahmen halten die Aufschreckreaktion in Schach.

Mit anderen Worten, um uns den Rezeptur-Stil von Jones anzueignen: Panik und Paranoia mögen einander umgekehrt proportional sein; je empfänglicher wir für die triebhafte Panik sind, desto weniger wirksam arbeitet unser paranoides System. Weiterhin, erster Folgesatz: Die Auflösung jedes paranoiden Systems wird Panik auslösen. Zweiter Folgesatz: Psychoanalytische Aussagen über Paranoia und die Furcht vor Homosexualität können über das Erotische hinaus ausgedehnt werden, um den bereits erwähnten zweiten Kern des Pan-Archetyps, die Panik, miteinzuschließen. Und dritter Folgesatz: Kein Komplex, der Panik herbeiführt, ist in eine Konstruktion integriert und *soll es auch nicht sein;* daher ist jeder Komplex, der Panik herbeiführt, die *via regia,* um paranoide Schutzmaßnahmen niederzureißen. Das ist die therapeutische Wirkungsweise der Angst. Sie führt uns aus den Festungsmauern hinaus in die offene Landschaft, Pans Landschaft.

Besonders nachts, wenn die Zitadelle verdunkelt ist und das heroische Ich schläft, ist die panische Angst eine unmittelbare *participation mystique* an der Natur, eine fundamentale, ja sogar ontologische Erfahrung der Welt, wie sie lebt und sich fürchtet. Objekte werden zu Subjekten; sie sind lebendig bewegt, während wir selbst von Angst gelähmt sind. Wenn das Dasein auf seiner triebhaften Ebene durch Furcht, Aggression, Hunger oder Sexualität erfahren wird, gewinnen die Bilder ein zwingendes Eigenleben. Das Bildhafte ist niemals lebendiger, als wenn wir durch den Trieb mit ihm verknüpft sind. Die belebte Welt ist natürlicher Animismus; daß diese lebendige Welt göttlich ist und von verschiedenen Göttern mit ihren verschiedenen Attributen und Kennzeichen widergespiegelt wird – das ist polytheistischer Pantheismus. Daß Furcht, Grauen, Entsetzen natürlich sind, ist Weisheit. Um mit Whitehead zu sprechen: «Belebte Natur» bedeutet Pan, und die panische Furcht reißt eine Tür in diese Realität auf.

Pan und die Onanie

In Roschers «Lexikon» ist unter dem Artikel «Pan» zu lesen, daß Pan die Onanie erfunden hätte. Roscher bezieht sich auf Ovids *Amores* 1, 5, 1, 26 und auf Catull 32, 3; 61, 114. Doch seine Hauptquelle ist Dio Chrysostomus (etwa 40–112 n. Chr.), der in seiner sechsten Rede Diogenes als Zeugen anführt. (Diogenes war der griechische Philosoph, der angeblich öffentlich onanierte.)

Eine zweite indirekte Verbindung zwischen Pan und der Onanie leitet Jones aus der von Roscher ebenfalls erwähnten, ethymologischen Analyse des Wortes «Mar» ab, das in «Nachtmahr» enthalten ist; es bezeichnet ein bösartiges Nachtgespenst, das dem Schlafenden Alpdrücken und schwere Träume verursacht. Nach Jones ist in der Wurzel des Wortes «eine unmißverständliche Anspielung auf den Akt der Selbstbefriedigung» zu erkennen (S. 332).

Nach allem, was wir über die Onanie wissen, handelt es sich um eine historisch wie anthropologisch weitverbreitete Praxis. Sie kommt auch bei höheren Tieren vor (und zwar nicht nur in Gefangenschaft) und erscheint in der Biographie des Individuums vom Säuglings- bis ins höchste Greisenalter, also bevor jede andere sexuelle Tätigkeit beginnt und oft lange, nachdem sie aufgehört hat. Beim Erwachsenen läuft die Onanie neben dem sogenannten normalen sexuellen Verhalten einher, sie ist nie ein bloßer Ersatz dafür. Tiere, Säuglinge und Kleinkinder entdecken sie spontan. Sie ist auch die einzige sexuelle Tätigkeit, die allein ausgeübt wird.

Wenn wir nun die Beziehung zwischen der mythischen Gestalt und dem psychologischen Akt betrachten, wollen wir zunächst einmal die üblichen Simplifikationen beiseite lassen, welche die Unbekannten einer psycho-mythologischen Verbindung auf Begriffe des praktischen Alltagsverstandes zu reduzieren suchen. Wir haben es hier nicht einfach mit dem eruptiven sexuellen Drang von einsam lebenden Jägern, Fischern, Soldaten oder Hirten zu tun; wir mythologisieren nicht einfach unsere Phantasien über das sexuelle Spiel, daß die Schäfer während ihrer Mittagsrast treiben, und unsere Assoziation Pans mit der Onanie soll auch nicht als weiterer Beweis dafür dienen, daß der unmenschliche Teufelsbock im Menschen einfach heraus muß, so oder so. Nein, die Verbindung der Onanie mit Pan ist *psychologisch angemessen,* ja sogar notwendig, da die Onanie ein Paradigma für die sogenannten triebhaften Erfahrungen bildet, in denen Zwang und Hemmung verschmelzen. Die Psychologie der Onanie präzisiert die weiter oben angedeuteten Gedanken von den beiden Polen des triebhaften Verhaltens.

Wie ich an anderer Stelle ausführlich dargelegt habe *(Toward the Archetypal Model for the Masturbation Inhibition, J. Analyt. Psychol.* 11, 1, 1966), vereinigt die Onanie zwei Aspekte des triebhaften Spektrums: einerseits den Drang, andererseits Gewissen und Phantasie, die den Drang begleiten und ablenken. Wir haben die Scham, die mit der Onanie einhergeht, die längste Zeit mit einem sozialen Verbot, also mit einer verinnerlichten höheren Autorität verwechselt. Wir haben die längste Zeit angenommen, daß die Onanie etwas Schlechtes sei, weil sie keinem sichtbaren, nach außen gerichteten Zweck dient. Biologisch gesehen, dient sie nicht der Fortpflanzung und muß darum «unnatürlich» sein. Emotionell gesehen, fördert sie keine gefühlsmäßige Beziehung und muß daher «autoerotisch» und lieblos sein. Sozial gesehen, ordnet sie die Libido nicht in den Sozialnexus ein und muß darum anomisch, schizoid, ja sogar selbstmörderisch sein. Alle diese Urteile wurden vom Standpunkt der Zivilisation aus gefällt, darum haben wir die Hemmungen der Onanie auch nur von diesem Standpunkt aus verstehen können. Die introspektiven Schuldgefühle, Besorgnisse, psychologischen Konflikte, kurz die hemmenden Gewissensphänomene, werden bloß als die Stimme eines Über-Ichs, einer einspruchерhebenden inneren Autorität abgetan.

Die gegenteilige Auffassung sucht die Onanie von den einschränkenden Verboten zu befreien und gestattet ihr, in zügelloser Wonne dem Pan der Romantiker zu folgen. Sie läßt den Gewissensfaktor beiseite und übersieht, daß die Hemmung *sui generis* ist, ein Teil des zwangsmäßigen Verhaltens selbst, seine andere Seite. (Aus den Arbeiten von Kinseys Nachfolgern am *Indiana Institute* geht hervor, daß sogar hartgesottene Sexualverbrecher, die wegen wiederholter Vergewaltigung, Unzucht mit Kindern, sadistischem Mord, usw. Zuchthausstrafen abbüßen, von Schuldgefühlen und Gewissensbissen *wegen Onanie* [!] berichten. Das Schuldgefühl scheint so unabdingbar zur Onanie zu gehören wie der Zwang selbst.) Die freiere Einstellung verdammt die Onanie wenigstens nicht als «psychologisch regressiv» (für die Jugend geeignet, aber nicht für Erwachsene!), nimmt ihr dadurch aber jeden psychologischen Sinn. Ihrer Phantasie, ihrer Scham, ihres Konflikts beraubt, wird die Onanie zur bloßen Physiologie, einem angeborenen Entspannungsmechanismus ohne jede Bedeutung für die Seele.

Diese weitverbreitete Einstellung wie auch die physiologisch entgegengesetzte simplifizieren beide, die Onanie und Pan. Beide sind ein Wirrwarr von Gegensätzen, wobei das hemmende Moment ebenso stark erscheint wie der Zwang. Diese Gegensätzlichkeit des Pan zeigt sich in der Tätigkeit selbst: entweder scheuen wir, von Scham und erschreckenden Phantasien übermannt, ängstlich vor der Onanie zurück oder unsere Furcht schlägt jäh in Kühnheit um, indem wir unsere Genitalien selbst erregen. Die Onanie lindert die Angst – ruft sie aber auf einer anderen Ebene auch hervor. Die Furcht vor dem bösen Blick begegnete man – und tut es in manchen Gesellschaften noch heute – durch Manipulierung der Genitalien oder zumindest durch genitale Zeichen. Wir wehren der Angst durch sexuelle Berührung – das heißt, indem wir Pan, der die Onanie wie auch die panische Angst erfand, günstig stimmen. *Nota bene:* Die sexuelle Tätigkeit, die der Furcht wehrt, ist nicht der Koitus, also die Vereinigung mit einem anderen Menschen oder sogar einem Tier, sondern die Selbstbefriedigung.

Außerdem zeigt sich der Phantasiefaktor bei Pan in der Gestaltung seiner Umwelt, in der entblätterten Natur, in Wasser, Höhlen und im Lärm, den er liebt (wie auch in seiner Stille), in seinem Tanz, seiner Musik, seiner Raserei. Der Gewissensfaktor offenbart sich in seiner Scham und in dem, was unsere Begriffe ein «Naturgesetz» nennen, der rhythmischen Selbsthemmung der Sexualität. Beim Menschen tritt die Selbsthemmung weniger deutlich zu Tage als bei den Tieren mit ihren streng abgegrenzten sexuellen Perioden. Unsere Hemmungen sind subtiler, psychischer, und spiegeln sich vermutlich zuerst in der Phantasie und in der archetypischen Grundlage des Gewissens. Wäre die Hemmung nicht als Archetyp vorhanden und in der gleichen psychoiden Struktur verankert wie unsere Sexualität, woher kämen dann das Inzestverbot und die anderen sexuellen Vorschriften?

Darum müssen wir uns bei der Betrachtung der Onanie stets ihrer *psychologischen Bedeutung* erinnern. Wenn psychologische Vorgänge auf archetypischen Dominanten beruhen, dann hat jedes Verhalten Bedeutung, und je archetypischer (triebhafter) ein Verhalten ist, desto urtümlicher muß seine Bedeutung sein. Die Regression, aber nicht die Bedeutung zu sehen, ist eine Blindheit, die sich die Therapie nicht erlauben darf. Die Psychologie des Unbewußten hat zumindest ein Axiom aufgestellt: die Bedeutung liegt im Verhalten selbst, sie wird dem Verhalten nicht erst durch das Bewußtsein verliehen. Handlungen, die vom Bewußtsein regressiv weit entfernt sind, wie eben die Onanie, dienen möglicherweise anderen Zwecken als denen unserer bewußten Orientierung. Sie können für unseren Menschenverstand sinnlos und gleichzeitig archetypisch bedeutsam sein.

In unserem Fall wird die Onanie vom Bocksgott der Natur beherrscht, der sie «erfunden» hat und sich in ihr ausdrückt. Diese mythologische Aussage bedeutet, daß die Onanie eine triebhafte, naturhafte Tätigkeit ist, die vom Bock für den Hirten erfunden wurde. Sie bedeutet ferner, daß die Onanie bedeutsam und göttlich genehmigt ist. Da sie einem Gott zugehört, ahmt sie den Gott nach, beschwört ihn herauf und bannt ihn in den konkreten Körper. Die Onanie ist eine Möglichkeit, Pan darzustellen.

Sonderbarerweise hat D. H. Lawrence das nicht erkannt. Er war von allen Modernen Pan am nächsten (siehe Patricia Merivale, *op. cit. sup.)* und wetterte trotzdem heftig gegen die Onanie. Doch die Unterdrückung der Onanie tötet nicht nur Pan als Zwangsmäßigkeit, sie tötet auch Pans Phantasie und Pans Scham, die hemmenden Begleiterscheinungen der Onanie, die untrennbar mit ihr verbunden sind. Die Unterdrückung der Onanie als physische Handlung ist auch die Unterdrückung ihrer psychischen Gegenstücke. Wenn diese Unterdrückung beginnt, wird der Kampf um die Onanie zu einem innerlichen, theologischen Disput, der die jüdisch-christliche Ablehnung und Reformierung der Natur «hier drinnen» widerspiegelt. Vergessen wir nicht: In unserer Kultur kommt die Onanie von Onan, den Gott tödlich schlug, und nicht von Pan, der selbst ein Gott war.

Mit einem Wort: die Onanie muß aus ihrem eigenen Daseinsrecht und im Rahmen ihres eigenen archetypischen Verhaltensmusters begriffen werden. Sie ist weder als Ersatzverhalten von einsamen Gefangenen und Hirten noch als regressives Verhalten von Jugendlichen aufzufassen, weder als Wiederauftreten ödipaler Fixierungen noch als sinnloses physiologisches Zwangsverhalten, das durch die ihm entgegenstehenden Verbote persönlicher, religiöser und sozialer Herkunft gehemmt werden müßte. So wie die Onanie uns mit Pan als Bock verbindet, verbindet sie uns auch mit seiner anderen Hälfte, der *partie supérieure* der Triebfunktion: dem Ich-Bewußtsein. Da sie die einzige sexuelle Tätigkeit ist, die allein ausgeführt wird, dürfen wir sie nicht einzig auf Grund ihres Nutzens für die Gattung oder die Gesellschaft beurteilen. Anstatt uns auf die nutzlose Rolle, die sie für die äußere Zivilisation und Fortpflanzung spielt, zu konzentrieren, sollten wir lieber ihre Nützlichkeit für die Kultur und Kreativität im Inneren bedenken. Indem sie die Innerlichkeit durch Lust- aber auch durch Konflikt- und Schamgefühle intensiviert und die Phantasie belebt, vermittelt die Onanie, die für die Gattung und die Gesellschaft keinen Zweck hat, dem Individuum als psychischem Subjekt doch erotische Beglückung, Phantasie und Schuldgefühle. Sie sexualisiert die Phantasie, bringt dem Geist den Körper zu Bewußtsein, intensiviert die Erfahrung des Gewissens und bestätigt die machtvolle Realität der introvertierten Psyche: wurde sie doch eigens für den einsamen Hirten erfunden, dessen Flöte durch die leeren Triften in unserem Inneren hallt, der immer in uns auftaucht, wenn wir in Einsamkeit gestürzt werden. Indem sie Pan konstelliert, bringt die Onanie die Natur und ihre Komplexität zum *opus contra naturam* des Seelengestaltens zurück.

Die Vergewaltigung

So wie die Onanie ist auch die Vergewaltigung ein psychologisches Verhalten und als solches der psychologischen Aufmerksamkeit würdig. Wie die Onanie und die panische Angst exemplifiziert auch sie die Beziehung zwischen Mythologie und Pathologie, das Grundthema von dieser unserer Abhandlung wie auch von Roschers Monographie. Zum Komplex der Vergewaltigung gehört der affektive Widerwille dagegen; sie ist eine Schändung, ein Vergehen, ein Greuel. Eine Untersuchung des Gegenstandes wird daher den gleichen Widerwillen hervorrufen, der dem archetypischen Modell anhaftet. Der Gegenstand selbst wirkt auf uns wie eine Vergewaltigung, unsere Subjektivität schließt sich dagegen ab. Die Vergewaltigung wird zum abgeschlossenen Thema. Was gibt es darüber zu sagen? Es ist, wie es ist. Die Psychologie möchte nichts damit zu tun haben, nicht einmal als Forschungsgegenstand; und wenn sie schon gezwungen ist, sich damit zu befassen, dann nur in Form von spitzfindigen Begriffsverschiebungen, wie etwa «Sadismus» oder «Aggression». Man muß sich an literarische Geister außerhalb der Psychologie wenden (zum Beispiel Genet), um die Bereitschaft und das Verständnis für eine phänomenologische Betrachtung der Vergewaltigung zu finden.

Vor allem: die Vergewaltigung hat, lange bevor die Psychologie den Schauplatz betrat, um sie zu erklären, zum menschlichen und göttlichen Dasein gehört. Darum sollten wir von der Psychologie nicht allzuviel erwarten; ihre Erklärungen beruhen auf der kümmerlichen Tradition einiger weniger Generationen innerhalb einer engbegrenzten, vorwiegend nördlichen, westlichen, jüdisch-protestantischen Kultur. Neben der allgemeinen Unzulänglichkeit der Psychologie, mit den großen archetypischen Themen fertigzuwerden, besteht im Fall der Vergewaltigung noch eine besondere Lücke, fast als suchte die Psychologie durch ihren Verzicht auf jegliches Nachforschen diese Greuel von sich fernzuhalten. (Anderen kriminellen Handlungen und anderen sexuellen Handlungen wendet sie weit mehr Aufmerksamkeit zu.) In A. Grinsteins fünfbändigem *Index of Psychoanalytic Writings* (N. Y.: I.U.P., 1960) finden wir unter vierzigtausend Eintragungen nur vier, die sich auf die Vergewaltigung beziehen, und auch das nur am Rande. Die klassische psychoanalytische Auffassung verbindet die Vergewaltigung mit infantilen libidinösen Phantasien über einen vergewaltigenden Elternteil oder mit einer Allmachtsphantasie, in der das Kind selbst die Eltern vergewaltigt. Die Jungianer erweitern dies noch durch die Idee der phallischen Mutter, worin Sexualität mit Aggression verschmilzt, anschaulich gemacht durch das Bild des uroborischen Ebers. Ich möchte diese langweiligen psychologischen Klischees beiseite lassen und ganz von vorne beginnen.

Wenn die Onanie «göttlich gebilligt», ja von einem Gott erfunden ist, muß die Vergewaltigung noch tiefer im Göttlichen wurzeln, da ja die Vergewaltigung von Nymphen und Sterblichen, und auch von Göttern untereinander, in der griechischen Mythologie herkömmlich ist. Sie ist dem Pan nicht als einzigem eigentümlich, aber charakteristisch für ihn und, wie wir im nächsten Abschnitt sehen werden, seine bevorzugte Art, mit weiblichen Gestalten umzugehen, was dann zu ihrer Flucht und seiner Frustrierung führt. (Seine Vergewaltigungsversuche sind nicht nur auf Nymphen gerichtet. Wir wissen auch von Daphnis, dem Hirtenknaben, der, wie manche berichten, von Pan überfallen wurde, als er bei ihm Musikstunden nahm, und von den Ziegen, mit denen sich Pan in allen möglichen Stellungen paarte, wie Siegelringe und Skulpturen es zeigen.)

Ein neuplatonischer Hermeneutiker würde sagen, daß die Vergewaltigung der Nymphen das unmittelbare, unabgelenkte, entschlossene Wesen der Gottheit im Reich des Naturhaften ausdrückt. Die Vergewaltigung zeigt die zwangsmäßige Notwendigkeit, die innerhalb und hinter jeder Zeugung steht. Je näher man der Welt der stofflichen Natur ist, desto sexueller und zwangsmäßiger wird die göttliche Macht sich offenbaren. Die Vergewaltigung ist das Paradigma für die göttliche Durchdringung und

Befruchtung der widerstrebenden Welt der Materie. Die Vergewaltigungen, von denen die Mythologie berichtet, sollten nicht alle wörtlich genommen, sondern als theo-philosophische Allegorien aufgefaßt werden.

Nun macht aber die «Verderbtheit» des Mythos, nämlich das, was wir als seine psychopathologische Seite bezeichnen, dem exegetischen Leser schon lange zu schaffen. Die Apologeten der antiken Religion hatten sich gegen die Anklage moralischer Verderbnis zu wehren, die hauptsächlich von den Christen erhoben wurde (die ihrerseits, mindestens seit Eusebius, in Pan den Teufel sahen). Die neoplatonische Verteidigung des Mythos war die ausführlichste, folgerichtigste und geistreichste; ihr psychologisches Verständnis gipfelte in der orphischen Philosophie, die im Italien der Renaissance blühte. (Vgl. Wind, *op. cit. sup.* und ebenso T. Tyaylors Übersetzung von Proclus: *An Apology for the Fables of Homer,* in Raine and Harper, *op. cit. sup.;* beides sind neu erschienene, leicht zugängliche Arbeiten, die diese Einstellung erläutern.)

Nichtsdestoweniger ist der Neuplatonismus eine Verteidigung. Er entschuldigt und erklärt. Die Onanie soll gar keine wirkliche Onanie sein, sondern ein symbolischer Ausdruck für etwas anderes, wie etwa Selbstzeugungskraft. Der Neuplatonismus bedient sich einer hermeneutischen Methode, die uns heutzutage durch Freud vertraut ist: der manifeste Sinn ist nur ein Deckmantel für die latente Bedeutung, die wahrer, realer und befreiender ist als der psychopathologische (symptomatische) Anschein. Das gilt auch für die Vergewaltigung; diese Art der Auslegung *läßt die Psychopathologie nicht als wesentliche Erscheinungsform des psychologischen Lebens* gelten. Das ist aber gerade das, was der Mythos behauptet.

Wir erfassen vielleicht einen entscheidenden Punkt der Beziehung zwischen Mythologie und Pathologie, wenn wir uns klar machen, daß jedes pathologische Verhalten eine mythische Darstellung, die *mimesis* eines archetypischen Modells ist. Schließlich hat Freud uns mit der «Entdeckung» des Ödipus-Komplex eben dies gezeigt; er entdeckte, daß die Psychopathologie die mimische Darstellung eines Mythos ist. Im Fall der Vergewaltigung ist das archetypische Modell, das zur Aufführung kommt, etwas Besonderes, denn es ist von den anderen Archetypen, die unser Bewußtsein beherrschen und sowohl Pan wie die Vergewaltigung als abtrünnig ächten, verdammt worden.

Der zweite wesentliche Punkt dieser Beziehung stößt den ersten um: die Mythologie ist notwendigerweise pathologisch (eine Beschreibung der Psychopathologie), sonst könnte sie nicht über die eigentliche, wirkliche Seele sprechen. Dann aber wäre die Mythologie «bloß Sage», eine Art idealisierte Religion (wozu die deutsche Tradition die Welt der Griechen oftmals umzustilisieren suchte, was sie psychopathologisch schwer zu büßen hatte). Ohne ihre «moralische Verderbtheit» würde die Mythologie eine Buchreligion werden, eine künstliche Konstruktion oder inspirierte Offenbarung ethischer Dogmen und nicht die fortlaufende Verkörperung menschlicher Erfahrung, die nicht umhin kann, pathologische Verhaltensmuster in sich aufzunehmen. So verzeiht der Mythos, wie es scheint, die Vergewaltigung als ein Ereignis, wie es von jedem dem wahren Umfang der Seele angemessenen System mit abgebildet werden muß.

Worin liegt dann der Unterschied zwischen meiner oder deiner Vergewaltigung und der Vergewaltigung durch mythische Gestalten? Wenn der Mythos das Pathologische erklärt (und billigt), dann bedeutet eine *imitatio Dei* auch Vergewaltigung. Liegt der Unterschied gänzlich in dem Zusammenhang, in dem die Tat begangen wird? Wenn wir uns auf diesen Standpunkt stellen, machen wir eine Scheidung zwischen heilig und weltlich und sind wieder beim Neuplatonismus angelangt. Wir möchten die Paarung von Ziegenböcken mit menschlichen Frauen (wie sie Herodot in einem ägyptischen Tempel sah) auf einer geheiligten, rituellen Stufe verstehen – aber inwiefern nützt das der Psychopathologie des Sexualverbrechers, der in einem dunklen Gäßchen eine Frau überfällt? Wo finden wir heute die rituellen Zusammenhänge, um archetypische Darstellungen vom Weltlichen ins Rituale zu transponieren?

Um diese Frage zu beantworten, wurden neue Formen der Psychotherapie ersonnen, und es gibt Hexenkulte und Sekten, wie die von Aleister Crowley geleitete Bewegung, die Pan geweiht war und, laut Crowleys Poesie, Vergewaltigungen miteinschloß (siehe Merivale, S. 122). Doch sie bleiben weltlich, denn wir allein können die Götter nicht wiederbeleben.

Pan muß früher dasein als der Kult, der seinen Namen trägt. So haben wir es also nicht mit mythischen Darstellungen sondern mit mythischen Konstruktionen zu tun. In einem gewissen Sinn wird der Mythos im dunklen Gäßchen wahrer dargestellt als in Crowleys sizilianischen Tempeln oder in einer psychodramatischen kalifornischen Werkstatt, wo man «Pan tanzt».

Wenn diese äußerlichen Versuche nicht imstande sind, uns in die mythische Welt zu versetzen, wo andere Gesetze herrschen und Vergewaltigungen angemessen erscheinen, vermögen es vielleicht Traum, Phantasie und die schöpferische Imagination der Kunst. Diese Lösung bedeutet, daß wir alles, was wir wollen, «hier drinnen» tun, aber nicht «dort draußen» darstellen dürfen. *Jetzt wird das Heilige und Mythische zum Innerlich-Seelischen und Geistigen, während aus dem Weltlichen das Verhalten wird.* Die Lösung führt uns noch in eine andere Richtung, wir kehren zur Cartesianischen Position und ihrer radikalen Trennung zwischen Geist und Materie zurück. Es ist aber der ausdrückliche Zweck dieser unserer Abhandlung, Pan zu folgen, indem wir «hier drinnen» und «dort draußen» untrennbar zusammenhalten.

Eine vierte Lösung würde heißen, das alles, was «auf der Straße» pathologisch ist, es auch im Geist sein muß. Was wir in unserer Phantasie tun, hat für die Seele die gleichen Folgen, wie wenn wir es wirklich ausführten. Damit sind wir wieder auf dem christlichen Standpunkt, wo ein Weib begehrlich anblicken dasselbe und ebenso sündhaft ist wie der Akt selbst. Die Phantasie wird ganz wörtlich genommen.

Ganz offenkundig bleibt die Frage unlösbar, solange wir darauf bestehen, daß Verhalten und Phantasie zwei verschiedene Reiche sind. Dieses Schisma erzeugt alle anderen: zwischen weltlich und heilig, zwischen «hier drinnen» und «dort draußen», zwischen Mythologie und Pathologie. Der erste Schritt zur Lösung der Vergewaltigung als psychologisches Problem besteht also darin, den größeren Fehler, der dahinter steckt, zu erkennen. Dieser Fehler kann richtiggestellt werden, indem wir uns erinnern, daß Verhalten gleichfalls Phantasie und Phantasie gleichfalls Verhalten ist, und zwar immer.

Das bedeutet zunächst, daß die Phantasie auch körperlich ist: sie ist ein Daseinsmodus. Wir können nicht in der physischen Welt dasein, ohne zur gleichen Zeit und jederzeit eine archetypische Struktur darzustellen. Wir können uns nicht bewegen oder reden oder fühlen, ohne eine Phantasie aufzuführen. Unsere Phantasien existieren nicht nur in unserem Geist: wir stellen sie in unserem Verhalten dar.

Zweitens bedeutet die Vereinigung von Phantasie und Verhalten, daß es kein reines, kein objektives Verhalten an sich gibt. Das Verhalten darf niemals wörtlich, für sich allein genommen werden. Es wird immer von bildhaften Vorgängen gelenkt und drückt solche aus. Das Verhalten ist immer metaphorisch und muß ebenso hermeneutisch angegangen werden wie die phantastischste mystische Vision.

Diese Bemerkungen befreien vielleicht den Begriff «Psychopathologie» von der Schwierigkeit, zwei Meistern dienen zu müssen, dem rechtmäßigen, nämlich der Psychologie, und dem parasitischen – der Moral. Moralische Verhaltenskriterien sind Sache der Ethik, Justiz oder Religion, dürfen aber nicht die Anschauungen der Psychopathologie beeinflussen, deren Urteile über das Verhalten weniger dadurch bestimmt sind, welche Handlungen wo und mit wem ausgeführt werden als *wie.* Wir werden *vermehrt* psychopathologisch, wenn wir in irgend einer Lebenssparte die Vorstellung von dem, was wir tun, verlieren oder wenn das, was wir in der Phantasie erleben, nicht auch physisch stattfindet, wenn auch noch so subtil und indirekt. Dann nehmen wir die Dinge wörtlich, und die Metapher, also das, was das Leben psychologisch intakt hält, zerbricht. Als extreme Beispiele haben wir einerseits wörtlich genommene Phantasien bei Halluzinationen und Wahnvorstellungen, andererseits wörtlich genommenes Verhalten, was eben psychopathisch genannt wird, oder Verhaltensstörungen, zu deren Symptomen manchmal die Vergewaltigung gezählt wird.

Wir werden *weniger* psychopathologisch, wenn wir das, was vorgeht, wieder bildhaft zu würdigen wissen. Die Therapie spricht dann von «psychologischer Einsicht»; das würde bedeuten, daß wir den Zusammenhang zwischen Phantasie und Verhalten wiederherstellen und kraft unserer Einsicht davon ablassen, alles wörtlich zu nehmen. Da Justiz, Ethik und Religion geneigt sind, das Verhalten mit jener Wörtlichkeit zu nehmen, die von der Psychologie als Ursprung des Pathologischen betrachtet wird, dürfen diese Gebiete das unsere nicht beeinträchtigen – ihr Urteil entspringt ja dem gleichen psychopathologischen Wörtlichnehmen wie das Verhalten, das sie beurteilen. (Ich habe diesen unvermeidlichen Konflikt zwischen der Psychologie und den anderen genannten Gebieten bereits in bezug auf den Selbstmord [Selbstmord und seelische Wandlung, 1980] dargelegt, wo die Betonung ebenfalls auf dem metaphorischen Aspekt des Verhaltens liegt.)

Die Psychologie ist also gezwungen, die Vergewaltigung immer metaphorisch zu betrachten, auch in ihrer alltäglichen Form, «auf der Straße». Diese Prämisse ist bereits eine therapeutische Tat, denn sie behauptet die Einheit von Phantasie und Verhalten. Auch «auf der Straße» liegt immer etwas Rituelles im Verhalten, und in jeder profanen Handlung geht etwas Heiliges vor. Die Transponierung, nach der wir suchten, findet in unserer Anschauung der Dinge statt; es ist eine psychologische Transponierung, die uns getattet, die Einheit von Verhalten und Phantasie zu erkennen. Dann brauchen wir keine wörtlichen Darstellungen zu konstruieren und sie Rituale zu nennen. Die vorliegende Abhandlung ist just so ein Versuch, unsere Anschauung zu transponieren. Wenn wir Pan im Verhalten von Panik, Onanie und Vergewaltigung erkennen, geben wir den Gott dem Leben zurück und das Leben dem Gott.

Wenn wir den Gott nicht im Verhalten erblicken können, wird die Vergewaltigung zur bloßen Psychopathologie. Wie ich schon in früheren Arbeiten darlegte: Sobald wir in der Analyse Eros aus den Augen verlieren, wird die Übertragungserotik zur bloßen Neurose; ohne Saturn und Dionysos sinken Depression und Hysterie zu psychiatrischen Diagnosen herab. Wir verlieren die Tatsachen aus den Augen, daß sie zwar seelische Leiden sind, aber auch einem weiteren Zusammenhang angehören. In all diesen Situationen neigt der moderne Geist dazu, die Pathologie der Psychologie vorauszustellen, wobei er vergißt, daß die Krankheit ein Teil von Bedeutung ist. Das *pathos* ist ein Bestandteil der *psyche* und besitzt seinen *logos.* Wie verzerrt und verhärtet das Pathologische auch sein mag, es gehört nichtsdestoweniger zur Gestaltung der Seele. Das haben die Neuplatoniker erkannt: da die mythischen Geschichten ihre Bedeutung für die Seele hatten, mußten alle Teile der Geschichte bedeutsam sein, auch die Verderbtheiten und Greuel, die heute psychopathisch genannt werden, aber ideenmäßig wesentlich für die Geschichte sind.

Denken wir daran, daß das archetypische Grauen vor der Vergewaltigung sogar Diskussionen über das Thema beeinträchtigt. Der beste Beweis für die Wirkung des archetypischen Grauens ist die gesetzliche Unterdrückung der Vergewaltigung. In den Vereinigten Staaten braucht es zu ihrer Definition im allgemeinen weder einen Samenerguß noch das Eindringen in die Vagina. Die «erzwungene Nebeneinanderstellung der Genitalien» genügt, um die Macht des Gesetzes herabzubeschwören. Mehr noch: es gibt eine rein juristische Vergewaltigung, wie etwa den Geschlechtsverkehr mit einem zustimmenden Minderjährigen oder die Untersuchung der Genitalien durch einen Arzt oder eine allgemeine Narkose durch einen Zahnarzt (ohne die Anwesenheit einer dritten Person). Das sind keine Belanglosigkeiten. In manchen Staaten besteht für Vergewaltigung, auch die rein juristische Vergewaltigung, noch die Todesstrafe. Die Verschiebung des Grauens ins Nicht-Sexuelle, hier ins Gebiet juristischer Spitzfindigkeiten, gehört zu einer langen Tradition der Unterdrückung, die auf die Kolonialzeit zurückgeht. So wurden beispielsweise um das Jahr 1700, in Pennsylvania, Schwarze wegen *versuchter* Vergewaltigung (von Weißen) kastriert.

Stellen wir nun das Grauen vor der Vergewaltigung in die Konstellation des Pan. Vor allem ist Pan hinter den Nymphen her, das heißt, die Vergewaltigung richtet sich auf eine Gestalt von unbestimmtem Bewußtsein, die noch innerhalb der Natur steht, aber nicht als Person verkörpert erscheint. Dieses Bewußtsein ist noch rein-naturhaft, wie auch Pans Drang rein-naturhaft ist. Die Nymphe ist noch mit Wald, Gewässern, Höhlen, nebelhaften Gebilden verbunden; sie ist keusch, unberührte Natur, jungfräulich (siehe weiter unten, «Pans Nymphen»). Pan bringt einen Körper, den Bockskörper. Er zwingt die sexuelle Realität körperlicher Zeugung einer Bewußtseinsstruktur auf, die noch kein persönliches körperliches Leben hat, deren Leben gänzlich «dort draußen» in der unpersönlichen Natur liegt. Pans Überfall verwandelt die Natur jäh in den Trieb. Die Vergewaltigung macht sie zu etwas Intimem. Die Vergewaltigung bringt sie von «dort draußen» nach «hier drinnen». Das Unpersönliche dringt von unten her in den sehr persönlichen Körper ein und macht das Unpersönliche als persönliche Erfahrung bewußt.

Die Vergewaltigung ist an sich ein Greuel, weil sie eine archetypische *Überschreitung* darstellt. Sie vereint gewaltsam zwei unverbundene Bewußtseinsstrukturen, deren Abstand voneinander in der Sprache der Gegensätze ausgedrückt wird: altes Weib/junger Mann, junges Mädchen/alter Mann, Jungfrau/Wüstling, Weiß/Schwarz, Eingeboren/Fremd, Soldat/Zivilist, Herr/Sklave, Schönheit/Ungeheuer, höherer Stand/niederer Stand, Barbar/Bourgeois. Doch die Überschreitung bildet gleichzeitig eine Verbindung zwischen den beiden Strukturen. Die Vergewaltigung überträgt den Drang des Körpers nach einer Seele in ein konkretes Bild. Sie preßt die Seele in eine feste Form. Sie beendet gewaltsam die Trennung zwischen Verhalten und Phantasie, sie verletzt das Vorrecht der Seele, das Leben nur von ferne, in Gedanken und Phantasie zu erleben. Es ist archetypisch falsch, die Kraft und die Überschreitung, die zur Vergewaltigung gehören, als Aggression zu interpretieren. *Die Aggression ist in der Konstellation des Pan ganz unbedeutend.* Seine Überfälle und unsere Vergewaltigungen, die sie nachahmen, sind nicht Aggressionen sondern Zwangshandlungen. Sie sind nicht so sehr Überfälle, die das Objekt zu zerstören suchen, als vielmehr ein unbezwingbares Bedürfnis, es zu besitzen.

Die Sprache der Vergewaltigung redet gewöhnlich von Defloration; das Paradigma dafür ist Persephone, die von Hades ergriffen wurde, als sie Blumen pflückte. Auch die Defloration muß metaphorisch verstanden werden, denn wir sprechen nicht vom zerrissenen Hymen wirklicher Jungfrauen, sondern vom gebrochenen Blumenbewußtsein und seinem Tod. Wie wenig wirkliche Vergewaltigungen auch wirklichen Jungfrauen zustoßen, in der Phantasie sind sie sämtlich Jungfrauen, ob sie jetzt Schwestern, Töchter oder Nonnen, Schulmädchen oder alte Jungfern sind. Die Phantasie von der Defloration und der Jungfräulichkeit tritt gemeinsam mit der Vergewaltigung auf. Empirisch hat diese Zusammenstellung nicht viel Sinn; psychodynamisch ist sie eine sekundäre Ausschmückung und als solche unwesentlich; archetypisch aber ist die Verbindung von Vergewaltigung und Jungfräulichkeit notwendig, denn sie zeigt, daß unser Verhalten durch die Phantasie von Pan und den Nymphen beherrscht wird. Auf der einen Seite das Unberührte, ein Bewußtsein ohne körperliche Sinne; auf der anderen der Berührer, der berührende sinnliche Körper. Berührung, Kontakt, Verbindung – das ist wesentlich für die Metapher, die so gern auf der Körpersprache verharrt. Pan, der manchmal der Unsichtbare heißt, wird nichtsdestoweniger als Vergewaltiger höchst körperlich sichtbar gemacht. Er wird der springende, dreiste, barbarische, grausame, rauhe, ungewaschene, haarige, schwarze Pan genannt. Diese Epitheta wurden ihm auf Lateinisch verliehen (J. B. Carter, *Epitheta Deorum* in Roschers «Lexikon», VII).

Die Furcht vor dem primitiven, schwarzen Vergewaltiger bestand im westlichen Bewußtsein, lange bevor Pennsylvania gegründet wurde. Wenn, wie es heißt, die Unterdrückung der schwarzen Bevölkerung psychologisch auf sexuelle Furcht zurückzuführen ist und wenn man sich Pan als *niger, instabilis, lubricus, rusticus, brutus, nudus, nocturnus usw.* vorstellte, dann ist der Verlust Pans keine archetypische Quelle unserer sozialen Mißstände.

Das Gesetz hat sich die Nymphe-Pan-Phantasie einverleibt, indem es besondere Schutzbestimmungen für Nymphlein und narkotisierte Frauen formulierte und den Vergewaltiger in die Berührung des untersuchenden Arztes hineinprojizierte. Vom juristischen Standpunkt ist die Vergewaltigung nicht notwendigerweise Koitus noch Ejakulation. Diese wesentlichen Kennzeichen des sexuellen Akts definieren gesetzlich die Vergewaltigung nicht. Sogar die Justiz erkennt in ihrer düsteren Art an, daß die Vergewaltigung etwas ist, was über und jenseits der eigentlichen Sexualität steht. Die wahre Überschreitung besteht darin, daß zwei Strukturen des menschlichen Daseins von verschiedenem ontologischen Status auf der genitalen Stufe miteinander verbunden werden.

Pan, der Vergewaltiger, ist in jedem sexuellen Impuls potentiell vorhanden. Jede Erektion kann ihn und damit das Bedürfnis nach psychischer Deflorierung freisetzen. Als Psychologen müssen wir dieses Faktum zuerst erkannt haben, ehe wir es anprangern oder verteidigen. Ein Bedürfnis der Psyche kann den Impuls in eine Vergewaltigungsphantasie verwandeln oder sogar eine Vergewaltigungsphantasie ohne sexuelle Erregung hervorrufen. Es besteht ein ständiges Trachten nach Überschreitung, das Bestreben, von einer Stufe zur anderen zu gelangen, Sexualität und Tod in einen Teil der Seele zu tragen, der dieser Art Bewußtheit völlig unzugänglich ist.

Pan, der Vergewaltiger, wird von jenen jungfräulichen Aspekten des Bewußtseins heraufbeschworen, die körperlich nicht real, die «außer Berührung», ohne Sinn sind. Empfindungen und Gedanken, die nebelhaft und flüchtig bleiben, die immer noch kühl, fern, reflektiv sind, ziehen die Vergewaltigung auf sich. Sie werden immer wieder vom Konkretismus überfallen werden. Reine Reflexion wird immer wieder vergewaltigt werden, um sie in Verhalten zu übertragen. Der Vergewaltiger, der die Jungfrau verfolgt, ist ein anderes Bild für das Verhalten, das der Phantasie nachjagt, und der Abscheu der Jungfrau ist ein anderes Bild für die Furcht der Phantasie vor dem körperlichen Verhalten. Doch immer dann, wenn die Grenzen zwischen Phantasien, die dem Körper fern sind, und Phantasien, die gänzlich im Körper untergehen, zu eng gezogen sind, wird die Vergewaltigung der Jungfrau unvermeidlich. Dann ist die konkrete Metapher von der «erzwungenen genitalen Nebeneinanderstellung» in der Vereinigung von Phantasie und Verhalten konstelliert.

Die psychodynamische Idee von der Kompensierung würde es so ausdrücken, daß das Konkrete – als Vergewaltigung, als Panik, als Alptraum – uns überwältigt, wenn das Bewußtsein allzu ätherisch und ephemer wird. Das Konkrete kompensiert die Entfernung vom physischen Leben, die von den Genitalien als konzentriertes Paradigma verkörpert wird. Doch während die Psychodynamik bemüht ist, die Vorgänge in die Seele zurückzuverlegen, verlagert sie diese bloß ins Ich. Diese Greuel (Vergewaltigung, Panik, Alptraum) sollen angeblich bloß passieren, weil das Ich etwas

Unrechtes tut. So wird der Einbruch der göttlichen Macht bloß ein psychischer Mechanismus zwecks Bestrafung des Ich. Erklärungen im Rahmen der Kompensationsauffassung vergessen, daß es sich überhaupt um ein transpsychologisches Erlebnis handelt. Es erscheint als das Göttliche.

Der Nachdruck, den die Psychodynamik auf das Konkrete legt, ist jedoch von Bedeutung, wenn wir die Theorie von den sich ausgleichenden Gegensätzen fahren lassen und es phänomenologisch auffassen. Phänomenologisch gesehen, verwirren Vergewaltigung, Panik und Alptraum das Bewußtsein durch ihre Konkretheit und erscheinen uns darum immer als psychopathologische Vorgänge: sie sind so wörtlich nüchtern. Auch hier liegt das Psychopathologische nicht in dem, *was* geschieht, sondern im *Wie,* in der konkreten Metapher des Geschehens. Vergewaltigung, Panik, Alptraum gehören dorthin, wo Angst und Sexualität konkret genommen werden, so daß die Psyche bereits zum Opfer geworden ist – gefangen, unterdrückt, der Freiheit beraubt. Die Greuel haben schon begonnen.

Vom Bewußtsein der Nymphe aus gesehen, wird die Vergewaltigung jedoch immer ein Greuel sein. Sie ist archetypisch authentisch, darum ist auch das Grauen bedeutsam und nicht bloß ein zimperliches Sträuben und ein Angstsymptom. Das Grauen warnt. Es versucht, eine Bewußtseinsstruktur intakt zu erhalten. Das reflektive Bewußtsein ist in Gefahr, durch eben die physische Welt, die es reflektiert, überwältigt = vergewaltigt zu werden. Das reflektive Bewußtsein wendet sich ab. Diese Bewegung ist ihm natürlich, denn auch die Reflexion ist etwas Triebhaftes (siehe unten: «Pans Nymphen»). Um seine reflektive Struktur unbehindert zu erhalten, darf dieser Bewußtseinsaspekt nicht zulassen, daß der Alptraum der Natur ihn überwältigt und zudeckt. Die alptraumhafte Seite der Natur ist der erstickende, bedrückende Konkretismus, der durch die Epitheta des Pan und im Erlebnis des Ephialtes Ausdruck findet.

Aber – Konkretismus steckt in jeder sachlichen Frage, die wir jemandem stellen, in jedem nüchternen Ratschlag, in jeder eindringlichen Darlegung, wie man leben und was man tun sollte. Es gibt nicht nur sexuelle Vergewaltigung. Das Sexuelle ist nur der bildhafte Ausdruck für das rohe und «nur naturhafte» Eindringen «von unten her» (herabsetzend) in die

Intimität eines anderen Menschen. Nichts konstelliert diese Überschreitungen mehr als unschuldige Fragen aus dem schwankenden nymphischen Gemüt.

Der Konkretismus verdüstert das Licht und hemmt die Bewegung der Phantasie. Aus dieser Sicht bedeutet die Deflorierung nicht Durchdringung und Umwandlung, sondern eine gebrochene Seele. Aus dieser Sicht muß um jeden Preis die Reinheit des reflektierten Lichts unversehrt erhalten werden, denn es schenkt uns die Freiheit, uns der Unterdrückung der Natur zu entziehen, und die Fähigkeit, das Leben nicht nur zu leben, sondern auch zu imaginieren.

Pans Nymphen

Weiter oben (S. 46) lasen wir eine Zusammenfassung von Jungs Gedanken über die Verwandlung des Triebes durch die Phantasie. Wir sahen, daß triebhafter Zwang und Phantasievorstellung Teile des gleichen Kontinuums sind. Es wurde angedeutet, daß die Umwandlung des Zwangs nicht nur durch geistige und willensmäßige Anstrengung erfolgt. Sie entspringen nicht ein und demselben Kontinuum, wie etwa der archetypische Drang und sein archetypisches Bild, die ihrem Wesen nach miteinander verbunden sind.

In dieser Beziehung kann der Mythos mit der Alchimie verglichen werden. In der Alchimie braucht es zur Umwandlung des kompulsiven Schwefels eine ihm *gleichwertige Substanz* (hauptsächlich Salz, aber auch – in Form von Quecksilber – eine flüchtige psychische Substanz, die das eigentliche Instrument der Veränderung bildet). Geist und Wille des Alchimisten spielen bei der wechselseitigen Einwirkung der Stoffe ebenfalls eine Rolle. So braucht es auch zu den vom Mythos dargestellten Verwandlungen ein dem Pan *gleichwertiges Mythologem.* Ein Axiom der psychischen Umwandlung lautet: Gleiches heilt Gleiches.

Bevor wir weitergehen, muß ich die Idee der Verwandlung im Mythos näher bestimmen. Ich beeile mich also zu versichern, daß wir hier *nicht* moralische Unterweisung betreiben. Es ist nichts «Unrechtes» an Pan, am Trieb, an der Zwangshandlung usw., nichts, was durch Verwandlung gebessert werden müßte; vielmehr beschreibt der Mythos fundamentale subjektive Vorgänge, in die Verwandlungen eingelagert sind. Es ist unser Fehler, wenn wir diese Verwandlungen als moralische Besserung, als irgendwelche Fortschritte betrachten. Wenn wir also von der «Heilung» des Zwangsverhaltens sprechen, ist das einerseits ein therapeutischer Begriff, der auf eine Besserung hinweist, andererseits bedeutet «Heilung» nur die Verwandlung von einer Form des Leidens in eine andere. Tun wir also unser Möglichstes, um die Kernidee der Verwandlung von den sie verhüllenden Schichten der Deutung zu unterscheiden, von denen manche wie «Wachstum» und «Fortschritt» verzuckert, andere wie «Verlust» und «Verfall» eher bitter klingen.

Wenn es ein Axiom der psychischen Veränderung ist, daß Gleiches Gleiches heilt, können wir schwerlich Veränderungen auf der einen Ebene bewirken, indem wir etwas auf einer anderen Ebene unternehmen. Natürlich sind Schwefel und Salz Gegensätze, und die Heilung erfolgt, wie Heraklit mit Vergnügen bemerkt hätte, durch das Gegensätzliche; aber die Gegensätze liegen innerhalb der gleichen Klasse und auf der gleichen Ebene. Die alchimistischen Substanzen, Salz, Quecksilber, Schwefel, sind Bilder auf der gleichen psychoiden Ebene, und die Mythologeme ebenfalls. So kann die Veränderung eines Zwangsverhaltens nicht durch Einwirkung des Bewußten auf das Unbewußte erfolgen, denn das sind Gegensätze aus zwei verschiedenen Klassen, ähnlich wie die Einwirkung des Willens auf die Phantasie, des Über-Ich auf das Es, des Geistes auf den Körper. Um Vorgänge bildhafter Natur zu verwandeln, müssen wir innerhalb eines bildhaften Gebiets bleiben.

Ferner kann eine Veränderung auf triebhafter Ebene nur durch einen natürlichen Vorgang bewirkt werden; es muß so sein, wie es die Alchimisten ausdrückten: naturliebende, naturgenießende und gleichzeitig naturverwandelnde Natur. Die Gegensätze müssen derselben Klasse angehören, und es muß Affinität zwischen ihnen bestehen. In der Alchimie liebt *Sol Luna,* und Feuer und Wasser umarmen sich. In der Mythologie braucht Pan die Nymphen.

Wir haben bisher immer wieder gesehen, wie Pan sich zwischen Berggipfel und Höhle, zwischen Lärm und Musik, zwischen behaarten Schenkeln und vergeistigten Hörnern, zwischen Panik und Vergewaltigung teilt. Ein weiteres, bildhafteres und ansprechenderes Beispiel: Pan und seine Gefährtinnen, die Nymphen. Ein Gott und sein Liebesgefährte – das sind die beiden Hauptkomponenten in einem archetypischen Komplex. Wenn «die edelste Wahrheit des psychologischen Denkens» (Jung) wie auch der mythischen und mystischen Philosophie (E. Wind: *Pan und Proteus,* in *Pagan Mysteries in the Renaissance,* Harmondsworth, 1967) in der Identität der Gegensätze besteht, dann sind nicht nur die beiden Zwillingskerne in Pans Wesen ein und dasselbe, sondern auch Pan und die Nymphen bedingen einander notwendigerweise, weil sie ein und dasselbe sind.

Roschers ethymologische und «natürliche» Erklärung der Nymphen («Lexikon», *Pan,* 1392f.) bezeichnet sie als Personifizierung der Nebelstreifen und Dunstwölkchen, die um Täler, Berghänge und Quellen weben, die Gewässer verschleiern und über ihre Oberfläche tanzen. Auch Homer sagt ja (Odyssee 6, 123), daß dies die Wohnorte der Nymphen sind. (Im gleichen Band lehnt Bloch unter «Nymphen», 500f., Roschers Theorie ab und behauptet, das Wort bedeute in der griechischen Mythologie nichts anderes als «erwachsenes Mädchen» oder «Fräulein» und hänge mit dem Schwellen von Knospen zusammen, ähnlich wie *nubile,* aber nicht «nebulos».) W. F. Otto bestätigt in seinem Kapitel über die Nymphen (in «Die Musen», Darmstadt, 1945), daß der Ausdruck Mädchen oder Braut bedeutet, verbindet sie aber mythologisch vor allem mit Artemis und der griechischen Empfindung *Aidos,* was etwa unserer Schamhaftigkeit entspricht: eine sittliche Schüchternheit und Züchtigkeit, eine stille, ehrfürchtige Scheu in der Natur und vor der Natur. Er schildert dieses Gefühl als den Gegenpol zu der alles niederwerfenden Verkrampftheit des Pan (dem Gott der Epilepsie). Die Nymphen gehören der gleichen seelischen Landschaft in unserem Inneren an wie Pan. (Bezüglich der inneren Nymphe, ihres Charmes und ihrer Gefahren, siehe Emma Jung: *The Anima as an Elemental Being* in *Animus and Anima,* N. Y./Zürich, *Spring Publications,* 1969 (4); ebenso Jung, Coll. Works 13, para 179f., 215f.)

Wer sind nun diese mythischen Nymphen, diese Geliebten des Pan? Zunächst einmal hatten viele gar keinen Namen; diese «Unpersonen» bezeugen auf der Ebene des Triebobjekts die Unpersönlichkeit des Triebs. Die gleiche unsichtbare, unspezifische Macht, die Pan zu seinen Vergewaltigungen anstachelt, objektiviert diese in der unbekannten, namenlosen Nymphe. Unter denen, die einen Namen hatten, ist Syrinx, eine Wasserjungfrau; auf der Flucht vor Pans sexuellem Überfall wurde sie in ein Schilfrohr verwandelt, aus dem Pan fortan seine Flöten schnitt. Obwohl sie vielleicht die berühmteste seiner Liebschaften ist, schenken die Gelehrten Syrinx nicht viel Aufmerksamkeit, weil ihre Geschichte eine späte mythologisierende Erklärung für Pans Flötenspiel sein soll. Bevor wir die Sage von Syrinx und ihre Ablehnung durch die Wissenschaft näher betrachten, wollen wir alle anderen Nymphen Revue passieren lassen.

Eine war Pitys, die Nymphe eines Pinienbaums. Pan trägt häufig einen Pinienkranz oder ein Gewinde auf Föhrenzweigen, und der Pinien-Zapfen tritt oft mit Dionysos auf. Seine Form und seine vielen Samen gestatten, ihn mit dem beliebtesten Euphemismus der Mythendeutung als «Fruchtbarkeitssymbol» zu bezeichnen. Doch hier ist die Pinie weiblich und reflektiert Dionysos auf andere Weise, denn die Mischung von Pinienharz und Wein in der *rezina* bedeutet eine *coniunctio.* D. H. Lawrence erweitert die Gestalt der Pitys auf seine eigene Art, indem er Pan in der Pinie und durch die Pinie in ihrer «borstigen», scharfen Rauhigkeit erfährt; die Waldnymphe aus der bukolischen Welt Griechenlands wird weniger durch den labenden Pinienschatten auf einem Berghang aus Roschers Phantasie heraufbeschworen als durch die aggressive Männlichkeit des Indianers in Lawrences Werk *Pan in America.* Der Pinienbaum als Pan, als männliches Wesen, bestätigt wieder die orphische These, daß Gegensätze identisch sind: Pan und die Nymphen sind eines. Es gibt zum Beispiel Statuen von weiblichen Pans und Bilder und Reliefs, auf denen Pan mit einem Hermaphroditen zusammen erscheint. (Wernicke über «Pan in der Kunst» in Roschers «Lexikon».)

Eine dritte Liebe Pans war Echo, der wir schon in Apuleius' Märchen von Eros und Psyche begegnet sind. Auch hier wird Pan gekirrt, denn Echo besitzt keinen Körper, keine eigene stoffliche Existenz. In ihrer Beziehung zu Pan ist sie überhaupt, «er selber zu sich selber zurückgewendet», ein Widerhall der sich reflektierenden Natur. (Im Fall von Narziß, den Echo liebt, ist es hingegen Narziß, der sie abweist, weil sein eigenes Spiegelbild ihm größere Wonnen schenkt.)

Wenn wir in der Liste der Liebschaften weiter fortschreiten, scheint alles auf Spiegelung hinauszulaufen, denn eine andere war Eupheme, die Amme der Musen. Sie hatte von Pan einen Sohn, Krotos, der als Halbbruder der Musen mit ihnen zu spielen pflegte. Euphemes Name bedeutet «wohlgesprochen», «guter Ruf», «frommes Schweigen». Dem gleichen Wort begegnen wir in «Euphemismus», der beschönigenden Bezeichnung des Bösen, Häßlichen, Unheilvollen durch Worte, die das Gegenteil ausdrücken. Der richtige Gebrauch des Euphemismus nährt die Musen. Er liegt am Ursprung der Verwandlung von Natur in Kunst. Die Phantasie vermag den üblen, häßlichen Mißbildungen der Natur eine andere Gestalt zu verleihen. Wenn die Musen mit Pan dadurch verbunden sind, daß sie an der Brust seines weiblichen Gegenstücks saugten, ist Pan mit den Musen auf andere Art durch die gleiche Gestalt verbunden; ihre züchtige Rede ist das Ziel seines sexuellen Verlangens.

Jene schließlich, die Pans Trachten gänzlich enthüllt, ist Selene, die Mondgöttin. (Ihre ganze Konfiguration, ihr Sohn Musaios, seine Beziehungen zu Orpheus und den Eleusinischen Mysterien verknüpfen sich in der Sage von Pan und Selene, doch sie hier dazulegen, würde eine separate Monographie über Selene erfordern, was Roscher, nebenbei gesagt, gleichfalls geschafft hat.) Doch einige wesentliche Kennzeichen von Selene müssen wir festhalten: ihre überragende *Schönheit,* ihr *Auge,* das alle irdischen Geschehnisse erblickte; ihr Gesetz der *Menstruation,* des geordneten Rhythmus' des weiblichen Triebes; der kühlende Tau, den sie der Welt schenkte; ihre Beziehung zur *Epilepsie* und zur *Heilung;* der *Schleier,* der sie zum Teil verbarg; die *Fackel,* die sie trug, der *Stirnreif,* der Licht verbreitete; schließlich die dunkle *Höhle,* aus der sie sich erhob und in die sie versank.

Um die Mondgöttin zu erobern, heißt es, mußte Pan seine schwarzen, behaarten Glieder mit weißem Lammvlies verhüllen. Das ist die Sprache der Alchimie, entsprechend dem Eintritt in die *albedo* des lunaren Bewußtseins. Was dunkel und vom Drang gehetzt, dem Licht widerstrebt, die leidende Natur in ihrer Unwissenheit, wird weiß und vermag zu reflektieren und zu erkennen, was in der Nacht vor sich geht. Das weiße Vlies hält Pan nicht in seinem Eroberungslauf auf. Dieses Weißen ist keine *askesis* des Bocks. Es ist nicht an dem, daß Pan jetzt wissend geworden ist und darum die Handlung nicht ausführt, sondern die Handlung wird weiß und damit reflektiv: so ist die Verbindung mit Selene *(selas* = Licht wie das der Fackel, die in der Nacht leuchtet) möglich geworden. Gleiches heilt Gleiches. Da Pan der Selene gleich wird, ist er schon mit ihr verbunden.

Die Sage bedeutet auch nicht, daß Selenes lunares Bewußtsein Pan widerspiegelte und dadurch ablenkte. Es kommt im Gegenteil zur Verführung. Das lunare Bewußtsein kann von Pan hinweggefegt werden; es kann erschüttert werden und in Panik geraten, dahinschwinden und zusammenbrechen (was ebenfalls zu Pan gehört: vgl. E. R. Dodds, *The Greek and the Irrational,* Boston, Beacon, 1957).

Der lunare Zustand ist durch Pan besonders leicht verwundbar, wie auch Pan besonders davon angezogen wird. Das sahen wir bereits oben, im Zusammenhang mit der Vergewaltigung. Hier wird es neu bestätigt, denn Pan macht den lebhaftesten Eindruck als Ephialtes, also in Träumen, die herkömmlicherweise dem Mond zugeschrieben werden. Und hier im Alptraum, zeigt sich die weibliche Natur seines Dämons am deutlichsten. Pan gehörte zu den Göttern, die unmittelbar mit der Mondsucht verbunden wurden, so wie die Nymphen eine Ursache des Wahnsinns waren *(nympholeptoi).*

Jetzt sind wir soweit, daß wir zu Syrinx zurückkehren können. Wenn diese Sage auch bloß eine spätere Erfindung, ein bewußtes literarisches Erzeugnis sein mag, erweist sich die Echtheit ihres Schemas doch durch die Ähnlichkeit mit den anderen Sagen. Es ist, als wäre die Erfindung des Sagenerzählers durch den Archetyp von Pan und der Nymphe vorausgeprägt, um uns eine weitere Version der Beziehung zwischen Pan, Frustration und Reflexion zu liefern. Der Umstand, daß eine Sage aus späterer Zeit stammt, bedingt ja nicht, daß sie weniger psychologische Einsicht oder mythologischen Wert besäße. Die Ursprünge und Quellen des Mythos sind in der Psyche heute genausogut vorhanden wie in vergangenen Zeiten. Archetypische Ursprünglichkeit darf nicht mit historischer Altertümlichkeit verwechselt werden.

In der Sage von Syrinx verfolgt Pan die Möglichkeit der Reflexion, die sich durch ständiges Zurückweichen in ihr eigenes Instrument verwandelt. Die Musik der Syrinx ist das Ich-Bewußtsein, das die Zwangshandlung hemmt und verwandelt. Statt einer Vergewaltigung gibt es am Flußufer klagendes Flötenspiel, Gesang und Tanz. Der Zwang ist aber nicht sublimiert, sondern nur in einem anderen Bild ausgedrückt, denn Gesang und Tanz sind gleichfalls triebhaft. Durch die Syrinx wird der Lärm, dem Pan geneigt ist, zu Musik, der Aufruhr zum gemessenen Tanzschritt. Muster treten hervor. Es gibt Raum, Ferne und Luft, wie Windesrauschen in der Pinie. So wie Echo die weibliche Empfänglichkeit des Gehörs und des Erinnerns bietet – und das Gedächtnis ist die Mutter aller Musen – schafft die Musik aus Pans Flöte eine versonnene Phantasie, die den Zwang hemmt. Pans sexuelle Zwangshandlung scheint gänzlich auf das Ziel der Reflexion gerichtet. Er ist kein Vatergott, seine Nachkommen sind mythologisch bedeutungslos. Seine Zeugungskraft ist von anderer Art.

Diese Sagen verkünden uns, daß die triebhafte Natur selbst das wünscht, was sie ihrer selbst bewußt macht. Es wird kein neues Prinzip eingeführt, kein Mittel von oberhalb oder außerhalb von Pans Konfiguration, um den Zwang zu mildern. Er sucht einen nicht zu erfassenden anderen Pol – bloß einen Halm, einen Ton, ein Echo, das bleiche Licht, die Amme der Musen – einen Schimmer von Bewußtheit, der ihm durch das Dunkel konkretistischer Sexualität und Panik hilft. Pan kündet uns, daß das mächtigste Sehnen der Natur «hier drinnen» (und vielleicht auch «dort draußen») auf die bewußte Vereinigung mit sich selbst gerichtet ist, ein Gedanke, den wir schon im Komplex Onanie und Bewußtsein vorgeformt fanden. Die flüchtende Gestalt, die Pan so zwanghaft verfolgt, ist niemand anderer als er selbst, reflektiert, in eine andere Tonart übertragen.

Wenn Pan eine gewisse elementare Reflexion besitzt, dürfen wir erwarten, sie nicht nur in den Nymphen, sondern auch in seinen eigenen Bildern veranschaulicht zu finden. Und wir finden sie wirklich. Neben Musik und Tanz widmet er sich auch einer beschützenden, schirmenden Tätigkeit. Außer der Nike-Verbindung mit Athene – daß er nach manchen Quellen Penelope zur Mutter beziehungsweise Odysseus zum Vater haben soll, weist schon auf Athene hin – wird sein Ursprung auf Hermes oder Zeus, Apollo, Kronos, Uranos, Aither oder eben Odysseus zurückgeführt, die jeder eine bestimmte Form von reflektivem Geist darstellen. Dazu kommt das Motiv des Frühaufstehens; auf Vasenbildern erscheint er zusammen mit der Morgendämmerung, dem Durchbruch des Tageslichts.

Bezeichnender noch als all diese Bilder reflektiven Bewußtseins ist vielleicht die Tatsache, daß Pan in künstlerischen Darstellungen immer wieder als *Beobachter* auftritt. (Wernicke, *op. cit.* bringt drei Textspalten mit Beispielen.) Hier steht oder sitzt oder lehnt oder hockt er inmitten von Ereignissen, an denen er nicht teilnimmt, die er jedoch mit lebhafter Aufmerksamkeit verfolgt. Wernicke sagt, daß er dazu dient, das Interesse des Beschauers zu wecken; wenn wir ein Bild mit Pan im Hintergrund betrachten, ist es, als wären wir der beobachtende Pan.

Am eindrücklichsten erscheint uns Pan, der Beobachter, in den Bildern, wo er mit der Hand vor der Stirn in die Ferne späht: Pan, der «Weitblickende», der «Scharfäugige», der Hirte, der aufmerksam über seine Herde wacht. In der physischen Anspannung Pans steckt eine physische Aufmerksamkeit, das Bewußtsein des Bocks. Das Bewußtsein ist nicht olympisch, obwohl es eine Verkörperung dieser höheren Unbeschwertheit darstellt. Seine Reflexion gilt der Herde, die Bewußtheit ist identisch mit den physischen Signalen der Natur «hier drinnen». Die Reflexion ist *in* der Erektion, *in* der Furcht, ein Bewußtsein, das an die Natur gebunden ist wie die Nymphen an ihre Bäume und Quellen, blind, jedoch intuitiv, weitblickend und prophetisch. Pan reflektiert ganz und gar mit dem Körper, mit dem Körper als Instrument, wie beim Tanzen, wofür Lawrence das Bild vom Indianer gebraucht. Es ist ein Bewußtsein, das sich in der Weisheit der Angst wachsam durch die leeren Orte unserer inneren Landschaft bewegt, wo wir weder Weg noch Fährte kennen, nur mit Hilfe der Sinne urteilen und nie die Verbindung mit der Herde eigensinniger Komplexe, der kleinen Ängste und kleinen Aufregungen verlieren.

Das Körperbewußtsein stammt aus dem Kopf, aber aus dem Kopf *heraus,* irrsinnig und doch wie der Geist in den Hörnern. Es ist nicht geistig und berechnend; es ist eine Reflexion, aber nicht nach und nicht einmal während des Geschehens (nach der Art der Athene). Es ist noch eher in der Art, in der eine Übung durchgeführt wird, angemessen, sparsam, ein Tanzstil. So wie Pan und die Nymphen eines sind, ist auch seine Reflexion eins mit dem Verhalten selbst. Kein denkendes Geschöpf, das weiß, sondern eher der tierische Glaube, *pistis,* mit sicherem Tritt wie die Geiß.

Pans Pfad kann noch «Laß dich von der Natur leiten» sein, auch wo die Natur «dort draußen» verschwunden ist. Der Natur «hier drinnen» kann man trotzdem folgen, auch durch Stadt und Gezähmtheit hindurch, denn der Körper sagt immer noch: «Ja» oder «Nein», «Nicht so, sondern so», «Warte», «Lauf», «Laß los» oder «Komm jetzt und nimm's!»

Was könnten wir von der Weissagung mehr verlangen als dieses unmittelbare körperliche Wissen, wie und wann was zu tun ist? Warum nach großartigen Heilsvisionen und dem Sturz von Zivilisationen verlangen? Warum erwarten, daß der Prophet mit langem Bart und Donnerstimme auftritt? Das ist zu leicht, die Verkündungen zu laut und klar. Der Prophet ist auch eine innere Gestalt, eine Funktion des Mikrokosmos, und die Weissagung braucht vielleicht nicht lauter zu tönen als ein Aufzucken von Angst oder ein Stoß von Begierde.

Plutarch stellt seine Erzählung vom Tod des Pan in den Rahmen eines Streitgesprächs, warum die Orakel in der von Christentum durchdrungenen Spätantike erstorben waren. Mit Pans Tod gingen auch die Jungfrauen dahin, welche die naturhaften Wahrheiten verkündeten, denn Pans Tod bedeutet auch den Tod der Nymphen, und so wie Pan sich in einen christlichen Teufel verwandelte, wurden die Nymphen zu Hexen und die Weissagung zur Zauberei. Pans Botschaften im Körper wurden zu Teufelsrufen, und jede Nymphe, die solche Rufe heraufbeschwor, konnte nichts anderes sein als eine Hexe.

Pans Bewußtsein ist durch und durch, sozusagen von Grund auf mantisch. (Wir werden im nächsten Abschnitt auf diesen Gegenstand zurückkommen.) Apollo lernte seine Kunst von Pan, bevor er Delphi von der Göttin Themis übernahm (Bloch über die Nymphen im «Lexikon»). Die Nymphen reizen zum Wahnsinn auf, sowohl zur Nympholepsie wie zur Weissagung. Die Nymphe Erato war *prophetis* in Pans Orakel in Arkadien und Daphnis (so hieß Pans geliebter Hirtenknabe) *promantis* am ältesten aller Delphischen Orakel, dem Heiligtum der Gaia (Pausanias 10, 5, 5). Die Lister jener, die von den Nymphen in den Wahnsinn getrieben oder mit prophetischer Macht ausgestattet wurden, ist lang. Pan und die Nymphen spielten darum auch ihre Rolle in einer besonderen Art von Weissagungen, jenen nämlich, die heilende Wirkung besaßen. (Siehe unten Roschers Angaben zum Thema «Pan und heilsame Träume».) Die Gewässer und Orte, die der körperlichen Erholung zuträglich waren, hatten jeder ihren *spiritus loci,* gewöhnlich eine Nymphe. Laut Bloch bewirkten die Nymphen durch ihren Eindruck auf die Phantasie Heilung, Wahnsinn oder Prophezeiungen. Wie Otto richtig bemerkt *(op. cit. sup.* über die Nymphen und Musen) sind die Nymphen Frühformen der Musen. Sie erregen die Phantasie, und noch immer wenden wir uns an die Natur (an die triebhafte hier drinnen oder die sichtbare dort draußen), um die Phantasie anzuregen.

Ohne Verbindung mit dem naturhaften Geist der Nymphen gibt es keinen Zugang zum Geist der Natur. Doch wenn die Nymphe zur Hexe geworden ist und die Natur ein totes, unpersönliches Gebiet, dann haben wir die Naturwissenschaften ohne den Naturgeist. Die Wissenschaft ersinnt andere Methoden, um den Geist der Natur zu ergründen, und der Faktor Nymphe wird zu einer irregulären Variablen, die zu eliminieren ist. Dann sprechen die Psychologen vom Anima-Problem des Naturwissenschaftlers. Die Nymphe aber wirkt weiter in unserer Seele. Wenn wir aus der Natur etwas Magisches machen, an natürliche Heilmethoden glauben, nebulose Sentimentalitäten über Verschmutzung und Naturschutz von uns geben, uns an besondere Bäume, Winkel und Ausblicke binden, die Stimme des Windes nach ihrem Sinn erforschen und bei Orakeln Trost suchen – dann ist die Nymphe fleißig an der Arbeit.

Die Nymphe hat in der modernen Seele den modernen Pan-Kult geschaffen. Wie Pan, besonders im neunzehnten Jahrhundert, in der literarischen Phantasie höchst lebendig blieb, so auch die Nymphe. Das Wiederausbrechen des Pan kann überhaupt als Produkt der nymphischen Phantasie angesehen werden: das war ein Bewußtsein im Anima-Stil, das in einem bräutlichen Noch-Nicht, im Abscheu vor der Sexualität, im Ohnmächtigwerden webte, in der neurasthenischen Flucht ins vegetative Nervensystem des nebligen viktorianischen England von Elizabeth Barrett Browning. Ihren ersten hingerissenen Begeisterungsausbruch über Pan schrieb sie, als sie selbst ein elf- oder zwölfjähriges Nymphlein war (Merivale, S. 81). Eine andere Begegnung eines Viktorianers mit der Nymphe ist in dem Artikel von Clifford Allen: «Das Problem von John Ruskin» nachzulesen (Int. J. Sexology 4, S. 4–14, 1950).

In jeder Nymphe steckt ein Pan, in jedem Pan eine Nymphe. Rauhigkeit und Schüchternheit gehen Hand in Hand. Wir können nicht von Pan berührt werden, ohne gleichzeitig vor ihm zu fliehen und über ihn zu reflektieren. Unsere Reflexionen über unsere unpersönliche schmutzige, häßliche Sexualität und unsere Lust daran sind das Echo der Nymphe in unserer Seele. Die Nymphe schafft es noch immer, daß wir schockiert oder lüstern sind, und wenn mitten in unseren Tagträumen Bocksgefühle und Phantasien ausbrechen, wurde wieder einmal Pan von einer Nymphe heraufbeschworen.

In allen Geschichten von Pan und den Nymphen, die Geschichte seiner Geburt mit inbegriffen – denn Dryope, seine Mutter im Homerischen Hymnus, war eine Waldnymphe –, *flieht die Nymphe* in panischer Angst vor Pan. Nun ist Pan aber nicht der einzige, der die Nymphen in die Flucht treibt. Die Flucht gehört unabdingbar zum nymphischen Verhalten. Man denke an die Verfolgungen von Zeus, Apollo, Hermes. Wir müssen also fragen, was hier vorgeht? Was bedeutet dieses archetypische Fluchtmuster? Da «alle Götter innen sind» und der Mythos auf der mythischen Ebene unseres Daseins unaufhörlich weitergeht, geht auch die Flucht der Nymphe im Hinterland der Seele ständig weiter vor sich.

Stellen wir Pans Zwangshandlungen (Panik und Vergewaltigung) dem weiblichen Objekt der Zwangshandlungen gegenüber und betrachten wir noch einmal die Beziehung zwischen Trieb und Hemmung. Man glaubte, daß Pan selbst in Panik war, wenn die Tiere davonrannten, und daß der Anblick von Pans panischer Angst die Welt in Schrecken versetzte. Es ist, als wäre Pan selbst das Opfer von Alpträumen, epilepsieähnlichen Konvulsionen und seinem selbstgeschaffenen Grauen. Der Gott ist, was er tut; seine Erscheinung ist sein Wesen. In ein und derselben Natur wohnt sowohl die Macht der Natur wie die Angst vor dieser Macht.

In unseren Darlegungen über die Panik sagten wir, die Angst wäre ein Ruf zur Bewußtheit. Die Nymphen zeigen diese Angst in ihrer panischen Flucht. Damit zeigen sie eine Art und Weise der Natur, die Flucht, die Lorenz als eine der vier primären Triebreaktionen beschreibt. Psychologisch wird die Flucht zur Reflexion *(reflexio)*, zum Zurückweichen vor dem Anreiz, den man dann indirekt durch das Licht des Geistes empfängt. Jung sagt über diesen Trieb (GW, Band 8, S. 136):

«Die ‹reflexio› ist ein Umwenden nach innen mit dem Erfolg, daß anstatt einer instinktiven Reaktion eine *Abfolge von Inhalten oder Zuständen* entsteht, die man etwa als *Nachdenken* oder Überlegen bezeichnen könnte. Damit trifft an Stelle der Zwangsläufigkeit eine gewisse Freiheit ...

Der Instinkt der Reflexion macht wohl das Wesen und den Reichtum der menschlichen Psyche aus. Die Reflexion bildet den Reizvorgang ab und führt dessen Impuls in eine *Bilderfolge* über, welche schließlich, wenn der Antrieb stark genug ist, reproduziert wird. Die Reproduktion betrifft teils den ganzen Vorgang, teils das Resultat des inneren Ablaufes. Sie erfolgt in verschiedenen Formen: entweder als unmittelbarer sprachlicher Ausdruck oder als Ausdruck des abstrakten Gedankens, als darstellende Handlung oder als ethisches Verhalten, als wissenschaftliche Leistung oder als künstlerische Darstellung.

Durch den Reflexionstrieb wird der Reizvorgang mehr oder weniger vollständig in psychische Inhalte verwandelt, das heißt, er wird zum *Erlebnis: ein Naturvorgang, verwandelt in einen Bewußtseinsinhalt.* Die Reflexion ist der *Kulturtrieb par excellence.*»

Hier hat Jung das archetypische Mythem von Pans Verfolgung und der Flucht der Nymphe zum Begriff gestaltet. Die gleiche Geschichte, die sich in der bildhaften Phantasie des Mythos ausdrückt, wird hier von Jungs begrifflicher Phantasie erzählt. In beiden finden wir die Verwandlung der Natur in Reflexionen, in Sprache, Kunst und Kultur (die Musen). In beiden ist die Grundlage dieser Verwandlung die Macht der durch die Fluchtreaktion ausgelösten Bilder. In einem gewissen Sinn beginnt die Kultur mit Pans Zwangshandlung und der Flucht vor ihm.

Doch damit wir der Reflexion nicht allzuviel zugestehen – denn allein ist sie steril (siehe meine Arbeit *The Myth of Analysis,* Part I, *op. cit.)* – bleiben wir bei ihrem Prototyp, der Angst. In ihr sind Bewußtsein und Kultur triebmäßig verwurzelt. Wenn die Reflexion in Angst verwurzelt ist, reflektieren wir, um zu überleben. Dann handelt es sich nicht mehr bloß um Träumereien oder Erkenntnis.

Indem wir die Wichtigkeit des Angst-Flucht-Reflexion-Komplexes betonen, vermindern wir mit Bedacht die im allgemeinen bedeutendere Rolle, die die Liebe bei der Erschaffung der Kultur spielt. Eros strebt nicht so krampfhaft nach Reflexion wie Pan. Die Liebe würde von der Reflexion, die ihren Lauf hemmt, nichts wissen wollen. Die Liebe wäre blind. Sogar wenn ihr Trachten Psyche ist, wie im Märchen von Apuleius, besteht ein deutlicher Unterschied zwischen Eros und Dionysos einerseits und Pan andererseits. Ihre Ähnlichkeiten liegen zutage, und ihr gemeinsames Auftreten (zusammen mit Aphrodite und Ariadne, mit Satyrn und Silenen, Häschen und Zicklein, Pinien, Weinlaub, Efeu usw.) in mythischen und allegorischen Darstellungen ist uns wohlvertraut. Die Verschiedenheiten sind weniger gut bekannt.

Vor allem einmal ist Pan aktiv, die Nymphen passiv; im Gegensatz zu der finsteren Ruhe des Dionysos sind die Mänaden aktiv. Weiterhin ist Eros nicht so sehr eine Naturgestalt als ein Dämon. Er wird oft geflügelt, mit wenig ausgeprägten Genitalien dargestellt, während Pan häufig als Bock mit einer Erektion auftritt. Die Bildhaftigkeit des Eros ist weniger konkret, weniger körperlich; sein Sinnen und Trachten ist der Art und dem Ort nach ganz anders. Im Gegensatz zu Pans Verfolgungen sind von ihm keine Liebesgeschichten bekannt (ausgenommen die von Apuleius erzählte). Er ist gewöhnlich das *agens,* nicht der Agonist. In Eros wie in Dionysos scheint ein psychisches Bewußtsein zu wohnen und aktiv zu wirken (Mänaden, Psyche, Ariadne), doch in Pan ist der Trieb stets auf der Suche nach der Seele.

Wir können diese Gruppe auch betrachten, indem wir der Tradition folgen, die Eros und Pan beide als Nebengestalten dieses besonderen Kosmos ins Gefolge des Dionysos versetzt. Eine althergebrachte Tradition von Wand- und Vasenmalereien zeigt Eros und Pan, die zur Unterhaltung des Dionysischen Kreises miteinander ringen (Wernicke, *op. cit.* 1457 und Herbig, *op. cit.* S. 32). Der Gegensatz zwischen dem reinlich glatten Bürschlein Eros und der struppigen Tölpelhaftigkeit des schmerbäuchigen Rüpels Pan, wobei Eros als Sieger hervorging, bildete die Moral von der Geschichte, um den Fortschritt von Sexualität zu Liebe, von Vergewaltigung zu milden Sitten, von roher Leidenschaft zum Gefühl darzulegen. Obendrein konnte der Sieg des Eros über Pan als philosophische Allegorie dienen: Die Liebe besiegt alles.

Den gleichen Gegensatz sehe ich auch im Begriffspaar Liebe–Panik, aber nicht im christlichen Sinn, daß die Liebe die Furcht bezwingt. Es geht hier nicht darum, wer wen besiegt und welche Moral man aus diesem Sieg ableiten kann, sondern um den Wettstreit zwischen der Wesensart des Pan und der Wesensart der Liebe. Pans Tod fiel vermutlich mit der Aufwertung, dem Aufstieg der Liebe (der christlichen Religion) zusammen; vielleicht bedingt die Anerkennung des Pan als psychische Dominante eine Verminderung des Tributs, den wir der Liebe (in der Gestalt von Eros, Christus oder Aphrodite) entrichten.

In Pans Welt der panischen Angst, der Onanie und Vergewaltigung sowie bei seinen Nymphenverfolgungen spielt die Liebe keine Rolle. Das sind keine Liebesgeschichten, keine gefühlvollen Märchen von menschlichen Beziehungen. Der Tanz ist rituell, kein Paar in gemeinsamer Bewegung, die Musik kein Liebeslied, sondern das unheimliche Tönen der mediterranen Hirtenflöte. Wir sind aus dem Kosmos des Eros herausgerissen, mitten in Sexualität und Angst. Vielleicht erklärt dies, warum wir mit der Onanie und der Vergewaltigung soviel Mühe hatten. Sie konnten nicht in eine Welt der Liebe eingefügt werden. Aus der Sicht der Liebe beurteilt, erscheinen sie pathologisch.

Wir müssen also den Schluß ziehen, daß das Reich der Liebe nicht alle triebhaften Faktoren des Menschen umfaßt, wie ja auch die Gestalt des

Eros nur ein Gott unter vielen ist. Eros liefert keine brauchbaren Leitbilder für die Gebiete unseres Verhaltens, die von Pan regiert werden. Wenn wir weiterhin unser Pan-Verhalten im Licht der Liebe beurteilen, setzen wir eine Unterdrückung triebhafter Eigenschaften und eine Naturfeindlichkeit fort, die nur psychopathische Folgen haben können. Der Kampf zwischen Eros und Pan, in dem Eros siegt, geht weiter; jedesmal wenn wir sagen, daß Vergewaltigung roher ist als Gefühlsverbundenheit, Onanie niedriger als Geschlechtsverkehr, Liebe besser als Angst, der Geißbock häßlicher als das Häschen, setzen wir Pan um ein weiteres Stück herab.

Schließlich kann die Erkenntnis, die wir aus der Beziehung von Pan und den Nymphen gewinnen, die christliche Idee berichtigen, daß Pan ein Gott von ungezügelter heidnischer Sexualität sei, der von den jüdisch-christlichen Sittengeboten, sei es durch Liebe oder durch das Gesetz, in Schranken gehalten werden müsse. Wenn Pan und die Nymphen eins sind, braucht es kein Verbot. Dann ist die Hemmung bereits im Trieb selbst vorhanden, und sexuelle Leidenschaft ist sowohl etwas Heiliges wie auch ein Aspekt der Reflexion, wie Lawrence behauptet. Die animalische Begierde bringt ihre eigene Scham, ihre eigene Frömmigkeit mit sich.

«... die Spannung zwischen Keuschheit und Leidenschaft oder Buße und Lust, die gewöhnlich mit dem Konflikt zwischen Christentum und Heidentum in Zusammenhang gebracht wird, wurde bei den zusammengesetzten Gottheiten als eine Phase des Heidentums an sich erkannt.» (Wind, *op. cit.*, S. 204.)

Spontaneität – Synchronizität

Pans Stunde war stets der Mittag. In diesem Augenblick pflegte er im gleißenden Schimmer der Mittagsglut zu erscheinen und Mensch und Vieh blindes Entsetzen einzujagen. Mit dem Alptraum hat das anscheinend wenig zu tun. Vielleicht müssen wir die Mittagsstunde, den Zenith des Tages, als Höhepunkt der natürlichen Stärke ansehen, der sowohl die Lebenskraft wie auch ihren Gegensatz, den unvermeidlichen Sturz aus dieser Höhe, konstelliert. Es ist der unheimliche Augenblick, da ich mit meinem Schatten eins bin. Der Mittag ist gleich der Mitternacht ein Augenblick des Übergangs und, gleich der Mitternacht, dem Tagesanbruch und dem Sonnenuntergang, eine Wurzel der Ur-Orientierung für das, was wir die symbolische Uhr nennen könnten. Das sind die Augenblicke, in denen die Zeit stillsteht, in denen die geordnete Folge ihrer Momente zerreißt. So müssen gewisse Dinge vor dem ersten Hahnenschrei oder dem Schlag der Mitternachtsglocke oder vor Einbruch der Dunkelheit vollbracht werden. In diesen Augenblicken wird die Zeit von etwas Außergewöhnlichem, etwas außerhalb der üblichen Ordnung durchbrochen. Es erscheinen die «Mittagsfrauen» oder die Mitternachtsgeister – denken wir an Nietzsches Vision des Ewigen zu Mittag in «Also sprach Zarathustra». Das ist der Augenblick, in dem nur der Augenblick zählt, in dem er von früher und später abgetrennt erscheint, als sein eigenes Gesetz, als eine Beschaffenheit, eine Konstallation der in der Luft webenden Kräfte, ohne Dauer und darum ohne Zusammenhang mit «der traurigen öden Zeit / vorher und nachher ...» (T. S. Eliot, *Burnt Norton* V).

Das ist die Beziehungslosigkeit des Pan, die Spontaneität der Natur. Alles ist einfach, wie es ist, wo es just ist; nicht das Ergebnis von bestimmten Vorgängen, nicht mit einem Auge auf den Ausgang schielend, sondern achtlos, blindlings weiterstürmend, brutal und unmittelbar, ob in Entsetzen oder Begierde. Eben das ist unter Spontaneität des Triebes zu verstehen – alles Leben im Augenblick der Zeugung, aller Tod in der Panik der Herde. Wir können in dieses Verhalten viele Erklärungen hineinlesen. Vielleicht finden wir, daß die Spontaneität durch tiefere Gesetze der Selbsterhaltung und Erhaltung der Art «verursacht» wird. Vielleicht erkennen wir auch hinter den abrupten Ereignissen ein umfassenderes ökologisches Modell, ein weiteres Netzwerk ineinander verflochtener Umstände, in das sie mitverwoben sind. Vielleicht erwägen wir, ob Quantensprünge und das Diskontinuitätsprinzip auch in Menschen und Tieren wirksam sein könnten (und nicht nur in der anorganischen Physik). Vielleicht erklären wir die Spontaneität auch durch den Begriff eines angeborenen genetischen Codes, der innerhalb einer genetisch bestimmten Zeitspanne abläuft. Trotzdem wird das spontane Gehüpfe der Zicklein und Lämmer oder die Erektion des Hirten oder sein heilloses Entsetzen jeweils immer nur als augenblickliches, zusammenhangloses Ereignis erlebt. Die Spontaneität bleibt eine Erfahrung und eine Idee, die *per definitionem* außerhalb jedes ordnenden Erklärungssystems stehen. Sie ist *per definitionem* unerklärlich.

Die Spontaneität bedeutet nicht voraussehbare, nicht wiederholbare Selbstzeugung. Sie gehört nicht ins Gebiet der Naturwissenschaft, wie diese heute definiert wird, obwohl es sich um ein natürliches Phänomen zu handeln scheint. Die Gesetze des Spontanen zu entdecken, wäre eine *contradictio in adjecto,* denn spontane Vorgänge sind abtrünnig, unregelmäßig, gesetzlos. Wollte man spontane Ereignisse als Zufallsereignisse auffassen, die in Fishers Tabellen eingezeichnet werden können, würde das die Kategorien der Quantität und Qualität verwischen. «Zufällig» ist ein quantitativer Begriff; «spontan» ist qualitativ und kennzeichnend; es weist auf das hin, was Whitehead «Bedeutsamkeit» nennt. In der Spontaneität steckt etwas Emotionales. Sie ist von Grund auf frei.

Wenn wir Pan als den Hintergrund der Spontaneität betrachten, gehen wir die spontanen Ereignisse mit den Mitteln der Archetypenpsychologie an. Wir suchen nach dem Prinzip, das sie beherrscht, nach der archetypischen Dominante, um sie mehr psychologisch zu sehen und auch um die herkömmliche Schwierigkeit, derartige Ereignisse zu begreifen und zu erfassen, mehr psychologisch zu verstehen. Pan wird sie nicht erklären, aber vielleicht weist er uns einen Weg zu tieferen Einblicken.

Die spontane Panik, die der Mittagsstille entspringt, erscheint auch in einer anderen Gestalt, im *Kobold*, einem kleinen Dämon, der laut Roscher ebenfalls panische Angst und Alpträume hervorrufen soll. Auch dieses Geschöpf hat eine sexuelle Bedeutung: es ist phallisch, zwerghaft, fruchtbar, glückbringend und furchteinflößend zugleich. Herbert Silberer, (wohl Freuds begabtester und kühnster Schüler, den sein tiefer psychologischer Einblick in Alchimie, aktive Imagination und Traumtätigkeit dennoch nicht vor dem Selbstmord bewahrte) setzte den Kobold in Beziehung zu «zufälligen» Ereignissen. Seine Arbeit ist eine der ersten psychologischen Untersuchungen über den archetypischen Hintergrund des Zufalls oder der sogenannten nicht verursachten Phänomene.

Silberer schrieb zufällige Ereignisse dem spontanen Auftreten dieser Koboldsgestalten zu. Sie können, um mit Usener zu reden, als eine Art «Augenblicksgott» aufgefaßt werden. Man kann sie sich auch wie den Daimon vorstellen, der Sokrates jäh warnte, oder jede andere «Personifizierung» (vgl. oben, S. 33) eines eigenwilligen Geschehens, das wie eine unseren Pfad kreuzende Wesenheit wirkt. Jung faßte solche Ereignisse teils als psychische Komplexe, teils als Dämonen auf *(Coll. Works* 8, para 570–600). Vor allem anerkannte er sie voll und ganz als authentische Naturerscheinungen.

Heute benützen wir für solche Erfahrungen Begriffe wie Ahnung, Intuition, unheimliches Gefühl oder sogar Prophezeiung im oben erläuterten Sinn. Die Parapsychologie spricht von einem sechsten Sinn, den der Mensch mit den Tieren teilen soll. Diese Begriffe bringen uns nicht viel weiter. Sie lassen uns immer noch mit dem Gefühl zurück, daß überall, wo es triebhaftes Leben gibt, auch eine Bewußtseinsebene besteht, die dieses Leben in plötzlichen Signalen reflektiert.

Der Mythos stellt diese Idee als die Zerstückelung der Nymphe Echo dar. In Longus' Erzählung von Daphnis und Chloe wird Echo (da sie Pan abweist) von seinen Hirten zerrissen und ihre singenden Glieder in sämtliche Richtungen geschleudert. Sie singen immer noch weiter. Sagen wir, daß Pan aus diesen Mitteilungsfetzchen spricht, die das Ihrer-selbst-Bewußtwerden der Natur in Augenblicken der Spontaneität darstellen. Warum sie in diesem und nicht in jenem Moment auftreten, warum sie so oft fragmentarisch, banal und sogar falsch sind – diese Fragen wären eher durch eine *Mythologie des Spontanen* zu ergründen als durch empirische oder logische Methoden. Wir müßten tiefer in die Natur des Pan (und der Nymphen) eindringen, um diese Manifestationen zu erforschen, die scheinbar gesetzlos und nebelhaft, halb Possen, halb Wahrheit bleiben *wollen* und an heftige Gefühlsempfindungen gebunden sind. Der Zugang zu ihnen müßte allerdings eher hermeneutisch als systematisch erfolgen.

Jung arbeitete sowohl systematisch wie hermeneutisch an Zufallserscheinungen im Zusammenhang mit Problemen der Synchronizität. Dieser Ausdruck bezeichnet das bedeutsame Zusammentreffen von psychischen und physischen Ereignissen, wofür die üblichen Kategorien von Kausalität, Raum und Zeit keine befriedigende Erklärung zu liefern vermögen. Jung sah die Synchronizität als ein Prinzip an, das den drei anderen gleichwertig ist und wie sie zur Natur gehört. Er stellte fest, daß synchronistische Ereignisse am häufigsten eintreten, wenn die triebhaften (emotionellen, archetypischen, symbolischen) Ebenen der Psyche betroffen sind.

Pan kann nicht mit allen Emotionen, allen Archetypen identifiziert werden, doch wenn ein bedeutsames Ereignis eintritt, das ein besonderes sexuelles Gepräge zeigt oder Panik hervorruft oder auf seine Tageszeit (Mittagsstunde und Alptraum), seine Landschaft, seine Attribute oder auf die Stimmung seiner Nymphen hindeutet, dann sollten wir bei ihm nach Einsicht suchen. Darüber hinaus könnte Pan vielleicht *ganz allgemein* eine Rolle in der Synchronizität spielen, da sowohl Pan wie die Synchronizität die Natur «hier drinnen» mit der Natur «dort draußen» verbinden. Auch hier sagt Jungs begriffliche Phantasie von der Synchronizität das gleiche aus wie Pans bildhafte Phantasie.

Wenn das Prinzip der Synchronizität eine weitere Möglichkeit darstellt, über Pan zu sprechen, dann beginnen wir auch zu verstehen, warum jemand, der sich mit dem *Parapsychologie* benannten Gebiet der Spontaneität befaßt, der zivilisierten Schar rational denkender Menschen als Abtrünniger erscheint. Sofern die Synchronizität das teuflische vierte Prinzip ist, ist Pan der teuflische Schatten unserer dominierenden archetypischen Dreieinigkeit. Eine Integrierung der Parapsychologie in die ehrbare Wissenschaft und Psychologie würde eine Umwertung Pans erfordern und eine neue Trieb- und Naturauffassung aus seiner Perspektive notwendig machen. Bis dahin ist die Parapsychologie wohl verdammt, Pans Gepräge zu tragen, ein Gebiet, auf dem sich Sentimentalität und Naturreligion tummeln, etwas was komisch und unzuverlässig, dunkel und wahnsinnig zugleich erscheint.

Der Heiler unseres Wahns

Der Gott, der uns mit Wahnsinn schlägt, kann uns auch davon befreien. Gleiches heilt Gleiches. Dennoch wird Pan in der ganzen Literatur über Geisteskrankheiten nur sehr wenig Beachtung geschenkt. Pan war eine der wenigen Gestalten der griechischen Mythologie, denen die Entstehung der Geisteskrankheit unmittelbar zugeschrieben wurde. (Dodds, *op. cit.*, S. 79 mit Fußnote; vgl. G. Rosen, *Madness in Society,* London, Routledge, 1968, S. 77f.) Bei Roscher lesen wir, daß Soranus den Pan für den Wahnsinn wie für die Epilepsie verantwortlich machte, was wir nach dem heutigen Sprachgebrauch dahin abgrenzen können, daß Pan *(inflator)* unsere hypomanischen Zustände beherrscht, insbesondere jene, die mit sexuellen Zwangshandlungen und hypermotorischer Aktivität einhergehen; ebenso regiert er plötzliche Anfälle und Konvulsionen, welche die ganze Persönlichkeit erschüttern, also Panik, Angstzustände, Alpträume, Mantik (in Zungen sprechen) u. ä.

Um das psychoide genetische Bild zu gebrauchen, herrscht Pan auf der untersten Ebene unserer Raserei und Angst. Gleichzeitig heilt er auf dieser Ebene, und es bestehen Zusammenhänge zwischen Pan und Asklepios – gemeinsame Attribute, wie Musik, Phallus, Alptraum, mantische Visionen. Sowohl Pan wie Asklepios heilen durch Träume. Bestimmte Orte üben durch die Nymphen eine heilende, wohltätige Wirkung aus. Wir haben auch gesehen, daß Pan der Psyche in ihrer Verzweiflung zur Hilfe kam. In ähnlicher Weise befreit er in Longus' Märchen die gefangene Chloe.

Vielleicht sollten wir jetzt Platos Gebet an Pan, das dieser Abhandlung als Motto vorangestellt ist, wieder lesen. Sokrates spricht es in einem Dialog, dessen hauptsächliches (stark umstrittenes) Thema die richtige Art ist, über Eros und den Wahnsinn zu reden. Der Dialog endet mit Pan; eröffnet wird er am schattigen Flußufer, in der Nähe einer Stelle, die den Nymphen geweiht ist. Dort ruht Sokrates barfuß. Zu Anfang erwähnt er nach seiner Gewohnheit, daß er noch immer mit dem Leitsatz «Erkenne dich selbst!» und mit dem Gefühl der Unwissenheit bezüglich seiner wahren Natur kämpft.

Am Ende steht dann das Gebet mit seinem Flehen um die innere Schönheit, womit ein Ende der Unwissenheit gemeint ist, denn nach Platos Philosophie erzeugt die Erkenntnis des wahren Wesens der Dinge die wahre Schönheit. Somit ist Pan der Gott, der jene besondere Erkenntnis, derer Sokrates bedarf, zu gewähren vermag, so als wäre Pan die Antwort auf die apollinische Frage nach der Selbsterkenntnis.

Was ist diese Erkenntnis und wie wird sie erreicht? Wir haben bisher stets gesehen, daß Pan der Gott der Natur «hier drinnen» und der Natur «dort draußen» ist. In dieser Gestalt bildet Pan die Brücke, die diese Reflexionen davor bewahrt, in zwei Teile zu zerfallen und damit zum Dilemma zu werden: Natur ohne Seele und Seele ohne Natur, objektive Materie dort draußen und subjektives Denken hier drinnen. Pan und die Nymphen halten Natur und Psyche zusammen. Sie verkünden, daß triebhafte Geschehnisse sich in der Seele spiegeln. Sie künden, daß die Seele triebhaft ist.

Jede Erziehung, jede Religion, jede Therapie, welche die Identität von Trieb und Seele, wie Pan sie verkörpert, nicht anerkennt, sondern die eine oder andere Seite bevorzugt, beleidigt Pan und vermag nicht zu heilen. Wir können der Seele nicht helfen, solange wir sie nicht als Natur «hier drinnen» anerkennen, und wir können dem Trieb nicht helfen, wenn wir uns nicht erinnern, daß er seine eigene Phantasie, Reflexion und psychischen Bestrebungen besitzt. Die Identität der beiden Zwillingskerne von Pan, ob sie nun als Verhalten und Phantasie, Zwang und Hemmung, Sexualität und Panik oder als der Gott und seine Nymphen erscheinen, bedeutet, daß Psyche und Trieb in jedem Augenblick unzertrennlich sind. Was wir unserem Trieb antun, tun wir auch unserer Seele an.

Im vollen Umfang von Pans mythologischen Motiven und Verhaltensweisen erfaßt, hat dieser Gedanke weitere Konsequenzen. Er bedeutet, daß die Selbsterkenntnis Pans Gegenwart in den dunkelsten Höhlen der Seele anerkennt und daß er dorthin gehört. Weiterhin erkennt sie an, daß Pans «Greuel» und «moralische Verderbtheit» ebenfalls zur Seele gehören. Indem sie dem Geißbock sein Recht widerfahren läßt, vermag diese Einsicht vielleicht die Schönheit zu bringen, um die Sokrates betet. Und da er Pan so völlig anerkennt, wird Pan vielleicht den Segen erteilen, den Sokrates dort sucht, wo innen und außen eins werden.

Heute ist Sokrates' Gebet sogar noch erheblicher. Wir werden nie imstande sein, einzig durch das Studium der Natur zur Harmonie mit ihr zurückzufinden. Obwohl gegenwärtig unsere Besorgnis hauptsächlich ökologischer Art ist, kann sie nicht durch Ökologie allein gelöst werden. Daß Technik und Wissenschaft zum Schutz der Naturvorgänge unendlich wichtig sind, versteht sich von selbst, doch zur Ökologie gehört auch der Mensch, in dessen Seele die Archetypen regieren. Wenn Pan dort unterdrückt wird, müssen Natur und Instinkt in die Irre gehen, wie sehr wir uns auch auf rationaler Ebene bemühen, Ordnung zu schaffen. Um die Natur «dort draußen» wiederherzustellen, zu erhalten und zu fördern, muß die Natur «hier drinnen» genau im gleichen Maß wiederhergestellt, bewahrt und gefördert werden. Ansonsten werden unsere Begriffe von der Natur dort draußen, unsere Eingriffe, unsere Reaktionen, die gleichen Lücken und Übertreibungen eines mangelhaften Instinkts zeigen wie bisher. Unsere besten Vorsätze, frühere Fehler gutzumachen, werden ohne Pan nichts fruchten; wir werden sie nur in anderer Art fortsetzen.

Die Umerziehung des Städters in seiner Beziehung zur Natur reicht tiefer als zum nymphischen Bewußtsein, das Ehrfurcht und Zartheit bedeutet. Achtung vor dem Leben ist nicht genug, und sogar die Liebe setzt Pan herab; der Städter kann also nicht mit altbekannten Hilfsmitteln umerzogen werden. Die beginnen alle mit dem toten Pan. Die Umerziehung müßte wenigstens teilweise von Pans Standpunkt aus erfolgen, denn letzten Endes ist es *seine* Welt, um die wir uns so große Sorgen machen. Pans Welt schließt aber Onanie, Vergewaltigung, Panik, Konvulsionen und Alpträume mit ein. Die Umerziehung des Städters in seiner Beziehung zur

Natur bedeutet nichts weniger als ein gänzlich neues Verhältnis zu diesen «Greueln» und «moralischen Verderbtheiten» und «Verrücktheiten», die alle mit zum triebhaften Leben der Seele gehören.

Dies führt uns wieder zum Alptraum und zu dem, was er uns von der grauenhaften Seite der triebhaften Seele offenbart. Sokrates' Grübeleien über sich selbst (zu Beginn von *Phädrus* (230a) konzentrieren sich auf einen ähnlichen Brennpunkt. Er vergleicht sich mit Typhon, einem Riesen von überwältigender Dämonik, der Vulkanausbrüche, Gewitter und unterirdische Erdbeben, «die zerstörerischen Mächte der Natur», personifiziert (Schmidt, «Typhoeus, Typhon», Lexikon V, 1426). Das «Erkenne dich selbst» des Phädros beginnt für Sokrates mit dem Einblick in die dämonischen Aspekte der Natur.

Das offenbart uns der Alptraum *par excellence.* Hier könnte die heilende Umerziehung beginnen, weil die triebhafte Seele hier am realsten ist. Jones erinnert uns (S. 71), daß «die Lebhaftigkeit des Alptraums diejenige gewöhnlicher Träume weit übersteigt». Roscher und Laistner haben das beide beobachtet, und Jones *(ibid.)* zitiert noch andere Autoren, die diese Tatsache betonen:

«Während des Alptraumanfalls ist das Bewußtsein sehr viel klarer, als es sonst je im Traum vorkommt ... Ich wüßte wahrhaftig nicht, auf welche Weise sich ein Mensch überzeugen könnte, daß die vom Alptraum vorgegaukelte Vision nicht real ist ...» (J. Waller).

«Die auftretende Illusionen sind vielleicht die sonderbarsten Erscheinungen des Alptraums. Oft prägen sie sich dem Geist so nachdrücklich ein, daß es uns sogar nach dem Erwachen unmöglich erscheint, sie nicht für real zu halten ...» (R. Macnish).

Aus derartigen Erfahrungen leitet Jones seinen Hauptpunkt ab, den ich, kurz zusammengefaßt, diesem Werk als zweites Motto vorangestellt habe: die Lebhaftigkeit des Alptraumerlebnisses hat den Glauben an die objektive Realität von personifizierten Dämonen und Göttern entstehen lassen; der Alptraum ist die experimentelle Grundlage der Religion. Für Jones liegen unter dem manifesten Erlebnis natürlich persönliche, psychosexuelle Dynamismen, so daß sein Einblick in das Verhältnis des Alptraums zur Realität der Götter durch die Theorie, der er zu dienen hat, arg getrübt ist.

Das Grauen und die heilende Wirkung des Alptraums beruhen nicht darauf, daß er eine Offenbarung der Sexualität als solche ist, sondern daß er die fundamentale Natur des Menschen enthüllt, der als sexuelles Wesen eins ist mit dem animalischen Wesen, mit dem Instinkt und somit mit der Natur. Pans Vision des Menschen zeigt auch diesen als reine Natur; auch in ihm toben die Vulkanausbrüche, die zerstörerischen Erdbeben und die Wirbelstürme. Diese Realität kann nicht in abstrakten Begriffen klargemacht werden. Die Metaphern der Natur sind konkrete Gestalten. Man muß sie in dem tatsächlichen, sehr realen Erlebnis von Haaren und Hufen erfahren, spüren, fühlen. Wir müssen von dieser Realität überwältigt, gelähmt, erstickt werden, als ob es im Bewußtsein etwas Euphemistisches gäbe, das stets auf der Flucht vor den «Greueln» ist. Diese Sinneserfahrung war einst und ist noch immer die Vision des Pan in seinen verschiedenen Alptraumgestalten. So haben schließlich Roscher, Laistner und Jones, jeder auf seine Art, durchaus recht, wenn sie dem Alptraum eine ungeheure Bedeutung zumessen. Seine göttliche Macht verlangt nach einer gleichermaßen überwältigenden Idee: Durch den Alptraum wird die Realität des natürlichen Gottes offenbart.

James Hillman

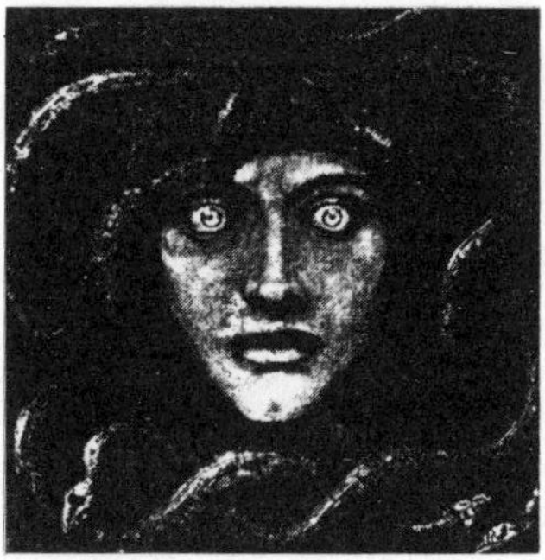

G o r g o

Zeitschrift für archetypische Psychologie und bildhaftes Denken

Herausgeber:
Wolfgang Giegerich, Stuttgart & Alfred J. Ziegler, Zürich.

Die Zeitschrift G o r g o existiert seit 1979 und erscheint ab Dezember 1985 in neuer Aufmachung im Schweizer Spiegel Verlag AG, Raben-Reihe, Zürich.

Sie wendet sich an Leser,

– für die die Pychologie sich nicht in der Erforschung des Personalistisch-Subjektiven erschöpft, sondern eine vertiefte Begegnung mit den grossen Zeit- und Lebensfragen einschliesst;

– die sich solchen Fragen mit einer archetypisch-bildhaften Zugangsweise nähern und sie im Zusammenhang mit der abendländischen Geschichte und mit der philosophisch-religiösen wie auch literarischen Imagination betrachten wollen;

– die Freude daran haben, durch ungewohnte Perspektiven die Dinge in einem neuen Licht zu sehen und dabei auch die dunklen Seiten des Daseins würdigen zu lernen;

– die evtl. das Bedürfnis haben, so gewonnene Einsichten für die praktische psychotherapeutische Arbeit nutzbar zu machen.

Einzelheft SFr. 25.–/DM 25.–
Jahresabonnement SFr. 47.–/DM 47.–

Schweizer Spiegel Verlag · Raben Reihe
Untere Zäune 1 · 8001 Zürich